Dietmar Schüller · Barbara Anna Schüller

Prüfungstraining Notfallmedizin für Heilpraktiker

Dietmar Schüller
Barbara Anna Schüller

Prüfungstraining Notfallmedizin für Heilpraktiker

ELSEVIER
URBAN & FISCHER

URBAN & FISCHER München

Zuschriften an:
Elsevier GmbH, Urban & Fischer Verlag, Hackerbrücke 6, 80335 München

Wichtiger Hinweis für den Benutzer
Die Erkenntnisse in der Medizin unterliegen laufendem Wandel durch Forschung und klinische Erfahrungen. Herausgeber und Autoren dieses Werkes haben große Sorgfalt darauf verwendet, dass die in diesem Werk gemachten therapeutischen Angaben (insbesondere hinsichtlich Indikation, Dosierung und unerwünschter Wirkungen) dem derzeitigen Wissensstand entsprechen. Das entbindet den Nutzer dieses Werkes aber nicht von der Verpflichtung, anhand weiterer schriftlicher Informationsquellen zu überprüfen, ob die dort gemachten Angaben von denen in diesem Werk abweichen, und seine Verordnung in eigener Verantwortung zu treffen.

Für die Vollständigkeit und Auswahl der aufgeführten Medikamente übernimmt der Verlag keine Gewähr.
Geschützte Warennamen (Warenzeichen) werden in der Regel besonders kenntlich gemacht (®). Aus dem Fehlen eines solchen Hinweises kann jedoch nicht automatisch geschlossen werden, dass es sich um einen freien Warennamen handelt.

Bibliografische Information der Deutschen Nationalbibliothek
Die Deutsche Nationalbibliothek verzeichnet diese Publikation in der Deutschen Nationalbibliografie; detaillierte bibliografische Daten sind im Internet über http://www.d-nb.de/ abrufbar.

1. Auflage 2016

Der Urban & Fischer Verlag ist ein Imprint der Elsevier GmbH.

16 17 18 19 20 5 4 3 2 1

Um den Textfluss nicht zu stören, wurde bei Patienten und Berufsbezeichnungen die grammatikalisch maskuline Form gewählt. Selbstverständlich sind in diesen Fällen immer Frauen und Männer gemeint.

Planung: Ingrid Puchner, München
Projektmanagement: Martina Gärtner, München
Redaktion: Doris Tiu, Bonn
Satz: abavo GmbH, Buchloe/Deutschland
Druck und Bindung: Printer Trento, Trento/Italien
Umschlaggestaltung: SpieszDesign, Neu-Ulm
Titelfotografie: © colourbox.com

ISBN Print 978-3-437-55511-4
ISBN e-Book 978-3-437-17130-7

Aktuelle Informationen finden Sie im Internet unter **www.elsevier.de** und **www.elsevier.com**

Vorwort

In der amtsärztlichen Überprüfung spielt die Notfallmedizin eine große Rolle. Dies gilt insbesondere für den mündlichen Teil. Der Grund dafür liegt auf der Hand: Die „juristische Keule der Gefahr für die Volksgesundheit“ lässt sich leicht schwingen, wenn der Heilpraktiker-Anwärter hier deutliche Wissenslücken hat.

Es ist „schwer“, einen Heilpraktiker-Anwärter durchfallen zu lassen, wenn er eine bestimmte Sehne oder einen Muskel nicht kennt, ganz leicht aber, wenn er nicht weiß, dass beispielsweise einem Patienten mit einem kardiogenen Schock anders geholfen werden muss als jemandem mit einem Volumenmangelschock. Dies ist auch nicht zu kritisieren, denn jeder Mensch, der einen Heilpraktiker aufsucht, erwartet kompetente medizinische Hilfe in solchen Ausnahmesituationen.

Dennoch zeigt mir meine Erfahrung als langjähriger Dozent in der Heilpraktikerausbildung, dass viele Anwärter nur allzu gerne einen Bogen um dieses wichtige Thema machen, zuallererst wohl deshalb, weil es Angst und Unsicherheit auslöst. Dies ist verständlich, denn es geht um Lebensrettung bzw. Todesvermeidung, diffizile juristische Belange und sich immer wieder ändernde pharmakologische Vorschriften. Doch Vermeidung ist hier sicher nicht die richtige Strategie. Je mehr sich der Heilpraktiker-Anwärter dagegen mit dem Thema konfrontiert, desto vertrauter wird es ihm, und desto sicherer wird er auch sein Handlungsrepertoire in der Praxis beherrschen.

Die Beschäftigung mit der Notfallmedizin verspricht zudem einen weiteren Nutzen: Das Thema ist, was medizinische Fachkompetenzen betrifft, wahrlich interdisziplinär, und viele medizinische Zusammenhänge erschließen sich leichter, wenn man sich diesem Material intensiv widmet. Um dies zu erleichtern, habe ich das RESCUE-Schema entwickelt, das die Herangehensweise an jedweden Notfall standardisiert und systematisiert. Wie sich in vielen Fällen gezeigt hat, erleichtert dies den Zugang zum Thema erheblich.

Dieses Buch kann natürlich keinen Notfallkurs ersetzen, in dem die beschriebenen Erste-Hilfe-Maßnahmen praktisch eingeübt werden können. Eine optimale Ergänzung dazu ist es jedoch allemal.

In diesem Sinne wünsche ich dem Leser viel Erfolg beim Lernen und in der Überprüfung.

Titz, November 2015
Dietmar Schüller

Geriatrische Notfälle – eine wichtige Ergänzung

Die zunehmende Zahl älterer Menschen und die steigende Lebenserwartung führen dazu, dass in der Praxis auch vermehrt mit geriatrischen Notfällen zu rechnen ist. Sowohl Heilpraktikeranwärter als auch Pflegepersonal in Langzeitpflegeeinrichtungen äußern daher immer häufiger den Wunsch nach Informationen zu diesem Thema. Denn selbst wenn solides Wissen und praktische Fertigkeiten in Bezug auf Notfallsituationen beherrscht werden, stellen geriatrische Notfälle in der Praxis doch eine besondere Herausforderung dar. Dies hat mich dazu bewogen, die häufigsten geriatrischen Notfälle für dieses Buch in einem eigenen Kapitel zusammenzustellen.

Meine Arbeit in der Langzeitpflege hat mir gezeigt, dass sich die Befragung und Diagnosestellung bei älteren und dementen Menschen als recht schwierig erweist: Störungen der Seh- und Hörfähigkeit führen dazu, dass Informationen oder Fragen die Betagten nur lückenhaft erreichen, es kommt zu Missverständnissen und/oder unangemessenem Verhalten. Bei kognitiven Störungen und insbesondere in Verwirrtheitszuständen können die Betagten oft auch nicht konkret beschreiben, welche Beschwerden sie haben. Daher ist bei geriatrischen Notfällen neben einem geduldigen und einfühlsamen Verhalten eine gute Fremdanamnese (Befragung von Angehörigen oder Pflegepersonen) enorm wichtig.

Die grundlegenden Ausführungen in diesem Buch, etwa zum Verhalten in Notfällen, zu Maßnahmen der Bewusstseinskontrolle, zum Umgang mit Sauerstoff und zu wichtigen diagnostischen Merkmalen, gelten in der Geriatrie natürlich ebenso wie in allen anderen Notfällen. Darüber hinaus sollte der Heilpraktiker jedoch die Symptome der häufigsten geriatrischen Notfälle erkennen und sicher einschätzen können. Dies sind vor allem Stürze und Sturzfolgen, lebensbedrohliche Blutungen unter Antikoagulation, Exsikkose und akute Verwirrtheitszustände/Delirien.

Mit dem Kapitel „Geriatrische Notfälle“ wünsche ich Ihnen mehr Sicherheit und Erfolg im Umgang mit betagten Menschen in Notfällen.

Arth/Schweiz, November 2015
Barbara Anna Schüller

Benutzerhinweise

Neben allgemeinen Infos zu Sofortmaßnahmen im Notfall erhalten Sie eine leicht merkbare Struktur, die Sie in der Prüfungssituation schnell abrufen können.
Das durchgängig verwendete Akronym
RESCUE (engl. Rettung) steht für:

Richtiges Einschätzen der Situation

Emergency Call (Notruf)

Stabile Vitalfunktionen sichern

Corpus (lat. Körper) lagern, Notfall-Lagerung

Unter Beobachtung (fortlaufende Überwachung der Vitalfunktionen)

Erstversorgung (venöser Zugang, Infusion, Beruhigung etc.)

Abkürzungen

A./Aa.	Arteria/Arteriae
ACTH	adrenocorticotropes Hormon
AED	automatisierte externe Defibrillation
AG	Atemgeräusche
ALS	Advanced Life Support
AP	Angina pectoris
ASS	Acetylsalicylsäure
AV	atrioventrikulär
AZ	Allgemeinzustand
BZ	Blutzucker
COPD	chronisch obstruktive pulmonale Erkrankung
CPR	kardiopulmonale Reanimation
CT	Computertomografie/Computertomogramm
DD	Differenzialdiagnose
dl	Deziliter
EEG	Elektroenzephalografie
EKG	Elektrokardiogramm
FSME	Frühsommer-Meningoenzephalitis
GCS	Glasgow Coma Scale
HI-Virus	Human Immunodeficiency Virus
HTCL	Head Tilt and Chin Lift
HMV	Herzminutenvolumen
HWS	Halswirbelsäule
ICR	Interkostalraum
IgE	Immunglobulin E
i. m.	intramuskulär
IfSG	Infektionsschutzgesetz
i. v.	intravenös
i. V. m.	in Verbindung mit
kg KG	Kilogramm Körpergewicht
KTW	Krankentransportwagen
l	Liter
li.	links, linke/r/s
LV	linksventrikulär
M./Mm.	Musculus/Musculi
mg	Milligramm
MI	Myokardinfarkt
Min.	Minute
mmHG	Millimeter Quecksilbersäule (Blutdruckwert)
mmol	Millimol
MSH	melanozytenstimulierendes Hormon
N./Nn.	Nervus, Nervi
NaCl	Natriumchlorid
NEF	Noteinsatzfahrzeug
NAW	Notarztwagen
NNR	Nebennierenrinde
NSAR	nichtsteroidale Antirheumatika
pAVK	periphere arterielle Verschlusskrankheit
PGCS	Pediatric Glasgow Coma Scale
pos.	positiv
re.	rechts, rechte/r/s
RG	Rasselgeräusche
RR	Blutdruck
RTW	Rettungswagen
SAB	Subarachnoidalblutung
Sek.	Sekunde
SHT	Schädel-Hirn-Trauma
SIH	schwangerschaftsinduzierte Hypertonie
SSW	Schwangerschaftswoche
Std.	Stunde
StGB	Strafgesetzbuch
Tbl.	Tabletten
TIA	transitorische ischämische Attacke
Ü/E	Übelkeit und Erbrechen
V./VV.	Vena/Venae
V. a.	Verdacht auf
Z. n.	Zustand nach
ZNS	Zentralnervensystem

Inhaltsverzeichnis

KAPITEL

1 Der Heilpraktiker im Kontext der Notversorgung

Zu Beginn eines Buchs über Notfälle halten wir es für wichtig, zunächst einmal den Kontext zu definieren, in dem der Heilpraktiker bei einem Notfall handelt. Zu diesem Kontext gehören eine klare Definition des Notfalls sowie die Zeichen, an denen man ihn erkennen kann. Das RESCUE-Schema gehört hier ebenso dazu wie die Erläuterung, in welches größere Hilfskonzept die Tätigkeit des Heilpraktikers eingebettet ist (sog. Rettungskette). Zum Notfallkontext des Heilpraktikers gehören natürlich auch die rechtlichen Rahmenbedingungen seiner Tätigkeit sowie die ihm zur Verfügung stehende Notfallausrüstung.

1.1 Definition und Zeichen eines Notfalls

Ein Notfall liegt vor,

- wenn Vitalfunktionen akut bedroht sind oder in naher Zukunft bedroht sein werden (z. B. wegen akuter Erkrankung, fehlender Medikamente, Unfall) → Prüfung der Vitalfunktionen (Bewusstsein–Atmung–Puls, BAP-Schema) (➤ Kap. 3.1.1, ➤ Kap. 3.1.2, ➤ Kap. 3.1.4),
- wenn der Patient aufgrund einer psychiatrischen Störung eine Gefahr für sich selbst oder andere darstellt (Selbstgefährdung, Fremdgefährdung).

1.2 Zeichen eines psychiatrischen Notfalls

Die Erhebung eines psychopathologischen Befundes (➤ Abb. 1.1) sowie die Krisenintervention bei psychiatrischen Notfällen erfordern kommunikative Kompetenz vom Heilpraktiker:

- Aktives Zuhören und Empathie als Basis
- Kommunikationsklima von Transparenz, Wertschätzung und Schutz schaffen

Abklärung

1. Besteht eine Bewusstseinsstörung?
2. Ist der Antrieb des Patienten gesteigert oder vermindert?
3. Suizidalität und/oder Fremdgefährdung vorhanden?
4. Hat der Patient psychotisches Erleben?
5. Besteht Krankheitseinsicht?
6. Verfügt der Patient über ein stützendes soziales Netzwerk?

Bei Psychose, Suizidalität, Fremdgefährdung und verändertem Bewusstsein → Notruf und ggf. Einschaltung von Polizei/Ordnungsamt/sozialpsychiatrischem Dienst.

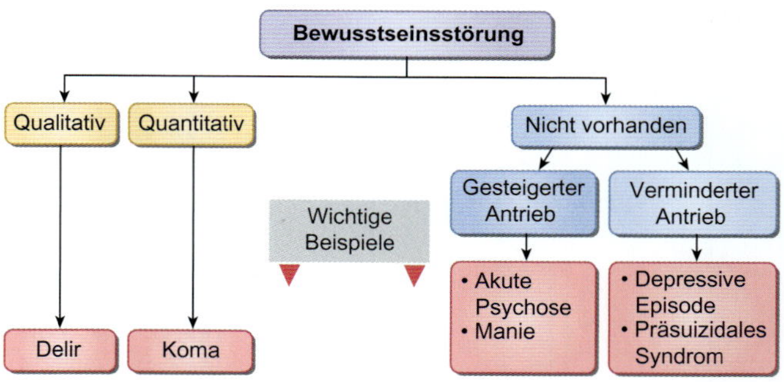

Abb. 1.1 Bewusstsein und Antrieb als wichtige Prüfkomponenten eines psychiatrischen Notfalls [L157]

1.3 Ablaufdiagramm

Das Ablaufdiagramm (➤ Abb. 1.2) bei einem Notfall will vor allen Dingen drei Punkte hervorheben:

1. Am Anfang steht die Abklärung, ob es sich überhaupt um einen Notfall handelt.
2. Sofern klar ist, dass es sich um einen Notfall handelt, ist sofort der Notruf zu tätigen (➤ Kap. 2.3).
3. Im weiteren Verlauf stehen dann die Vitalfunktionen im Zentrum der Aufmerksamkeit.

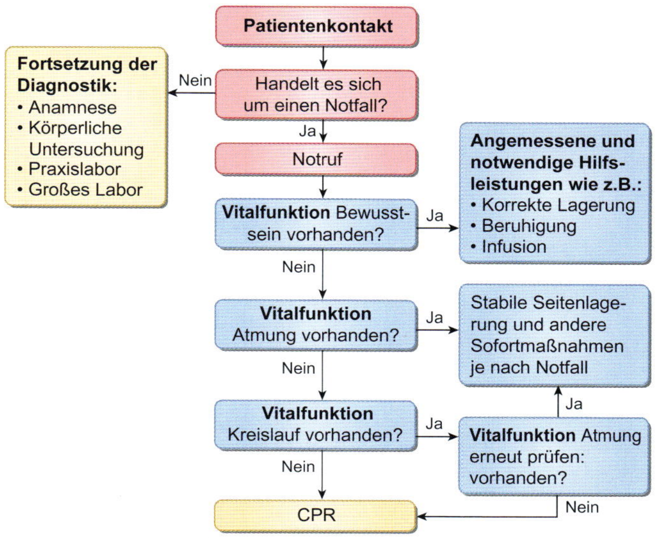

Abb. 1.2 Ablaufdiagramm beim Notfall [L157]

1.4 Die Rettungskette

Die Notfallversorgung eines Menschen wird durch eine ganze Kette von Hilfeleistungen gewährleistet, die ineinandergreifen (➤ Abb. 1.3). Als Rettungskette bezeichnet man folgende Abfolge von Maßnahmen:

Grundsätzliche Sofortmaßnahmen → Notruf → Erste Hilfe → Rettungsdienst/Notarzt → Krankenhaus

So soll Leben gerettet werden, und drohende Gefahren oder Gesundheitsstörungen sollen gemildert oder abgewendet werden.

- Sofortmaßnahmen: z. B. Absicherung des Notfall/Unfallortes, Rettung des Patienten aus dem Gefahrenbereich
- Notruf: Telefonnummer 112
- Erste Hilfe: z. B. Sicherung und Überwachung der Vitalfunktionen (CPR)
- Rettungsdienst/Notarzt: Erstes professionelles Glied der Rettungskette
- Krankenhaus: Diagnostik und weiterführende Therapie

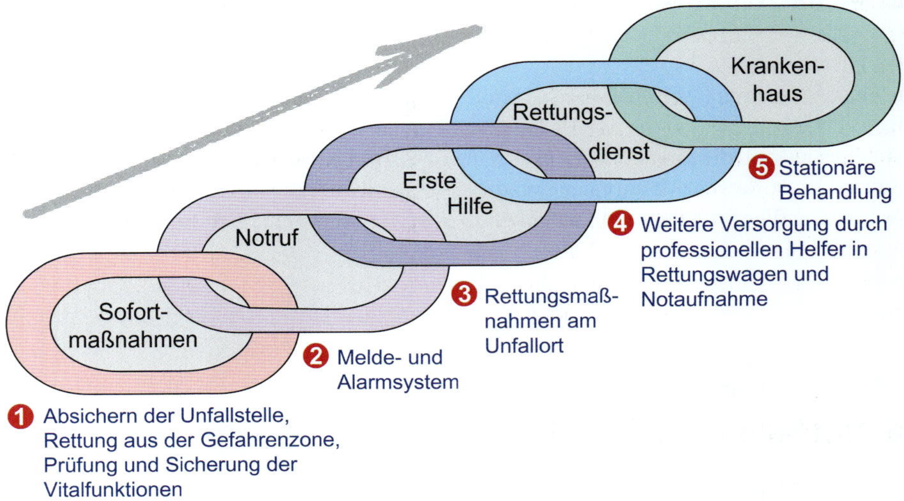

Abb. 1.3 Rettungskette [A400]

1.5 Rechtliche Grundlagen für den Heilpraktiker

Trifft ein Heilpraktiker als Ersthelfer an einem Unfallort ein, so tritt er genauso als Ersthelfer auf wie jeder andere Bürger (§ 323 c StGB).

§ Tritt der Notfall im Rahmen einer Behandlungssituation des Heilpraktikers ein, so wird aus dessen Ersthelferrolle des Garantenrolle, was mit einer erweiterten strafrechtlichen Haftung verbunden ist. Wird der Patient im Notfall nicht ärztlicher Behandlung zugeführt, dann ist das kein Verstoß gegen § 323 c StGB, sondern Körperverletzung durch Unterlassen oder im schlimmsten Fall sogar Tötung durch Unterlassen bzw. fahrlässige Tötung.

§ Verweigert ein Patient im Akutfall ärztliche Behandlung, so sollte der Heilpraktiker dies dokumentieren und vom Patienten unterzeichnen lassen.

§ Nach dem Arzneimittelgesetz darf ein Apotheker ein verschreibungspflichtiges Medikament nur auf ärztliches oder zahnärztliches Rezept herausgeben.

§ Eine ärztliche Verschreibung zur Vorratshaltung beim Heilpraktiker für den eventuellen Notfall ist juristisch problematisch, da verschreibungspflichtige Medikamente immer für einen bestimmten Patienten bestimmt sind. Daraus kann abgeleitet werden, dass die Verabreichung eines verschreibungspflichtigen Medikaments durch den Heilpraktiker unzulässig ist. Auch aus Gründen der Sorgfaltspflicht verbietet sich eine Applikation verschreibungspflichtiger Medikamente durch den Heilpraktiker.

Ausnahmen:

- Der Patient hat das Medikament bei sich (Bedarfsmedikation) **und** der Heilpraktiker kennt sich mit diesem Medikament aus (Indikation, Kontraindikation, Dosierung etc.).
- Dexamethason und Epinephrin zur einmaligen Anwendung bei anaphylaktischen Reaktionen stehen dem Heilpraktiker mittlerweile zu diesem Zweck bzw. für diese Notfallindikation zur Verfügung.

§ Der Heilpraktiker ist zur Dokumentation der Notfallereignisse und -maßnahmen verpflichtet. Dies umfasst Verdachtsdiagnose, Notruf, Lagerung des Patienten, Erste-Hilfe-Maßnahmen und deren Effekt.

§ Im Notfall darf der Heilpraktiker alle Verfahren anwenden, die er beherrscht, um das Leben des Patienten zu retten. Beherrscht der Heilpraktiker das Intubieren, z. B. aufgrund einer vorherigen Ausbildung als Intensivpfleger, so darf er es auch im Notfall anwenden. Für den umgekehrten Fall gilt jedoch auch, dass der Heilpraktiker spezifische/invasive Notfallinterventionen, die er nicht gelernt hat, unterlassen sollte, um Schäden zu vermeiden (z. B. Koniotomie bei Erstickungsgefahr, Thoraxentlastung mit Kanüle bei Pneumothorax, Intubation zur Freihaltung der Atemwege). Die Beherrschung der „normalen" kardiopulmonalen Reanimation (➢ Kap. 4) muss jedoch immer erwartet werden können. Dies gilt eigentlich für jeden Bürger, umso mehr aber für den Heilpraktiker.

1.6 Notfallausrüstung des Heilpraktikers

Die Notfallausrüstung des Heilpraktikers kann in einer Tasche aufbewahrt werden oder als Notfallkoffer zusammengestellt werden. Auf jeden Fall sollte die Ausrüstung zur Mitnahme geeignet sein.

Für die Diagnose

Blutdruckmanschette, Stethoskop, Pulsoxymeter, Diagnostikleuchte, ggf. Otoskop, Reflexhammer, Fieberthermometer, Blutzuckermessstreifen mit Lanzetten und Glucometer (elektronisches Gerät zur Blutzuckermessung).

Für die Venenpunktion und Infusion

Stauschlauch, Infusionsbesteck, Hautdesinfektionsmittel, Tupfer (steril und unsteril), Venenverweilkanülen, sterile Kanülen und Spritzen in mehreren Größen, Pflaster (steril und für Befestigung).

Für die Wundversorgung

Verbandspäckchen unterschiedlicher Größe, Mullbinden, Verbandtücher und Kompressen, sterile Wundauflagen, Dreiecktücher, Schere, Schutzhandschuhe, Kältekompressen, Amputatbeutel

Für die Beatmung

Sofern der Heilpraktiker sich damit auskennt und damit umgehen kann: Guedeltuben Größe 1 (Säugling), Größe 3 (Kind), Größe 5 (Erwachsene), Beatmungsbeutel (ebenfalls in den Größen 1, 3, 5), Sauerstoffmaske oder -brille, kleine Sauerstoffeinheit zum Inhalieren

Sonstiges

Medikamente, Infusionslösungen (➢ Kap. 1.7)

1.7 Notfallmedikamente des Heilpraktikers

Für die Notfallmedikation stehen dem Heilpraktiker die in ➤ Tab. 1.1 aufgeführten Notfallmedikamente – darunter auch rezeptpflichtige – zur Verfügung. Darüber hinaus darf der Heilpraktiker nur solche rezeptpflichtigen Medikamente verabreichen, die der Patient bei sich trägt (z. B. Asthmasprays, Diazepam bei bekannter Epilepsie).

Tab. 1.1 Medikamente, die vom Heilpraktiker im Notfall verabreicht werden dürfen.

Wirkstoff/ggf. Präparatname	Wirkung	Indikation, Anwendung und Dosierung
Acetylsalicylsäure (ASS)	Schmerzlinderung, Entzündungshemmung, Fiebersenkung, Thrombozytenaggregationshemmung	Schmerzen, 1–3 Tbl. zu je 500 mg
Adrenalin (Epinephrin)	β-Rezeptor-Antagonist, Bronchodilatation, Blutdrucksteigerung, positive Wirkungen am Herzen	Einsatz bei anaphylaktischem Schock (vor der Applikation von Dexamethason); Dosierung 0,3 mg als i. m.-Fertiginjektion.
Aktivkohle	Giftbindung und Resorptionshemmung von Giften **(keine Wirkung bei Alkohol, Säuren, Laugen)**	Vergiftungen, insbesondere durch Medikamente; bis 50 g Aktivkohlepulver in einem halben Glas Wasser auflösen und trinken lassen
Antihistaminikum Clemastin (z. B. Tavegil®)	H_1-Rezeptor-Antagonist, Hemmung der Histaminsynthese	Einsatz bei anaphylaktischen Reaktionen bis hin zum anaphylaktischen Schock; Dosierung 1–4 mg langsam i. v.
Butylscopolamin und Paracetamol (z. B. Buscopan® Plus Zäpfchen)	Muskarin-Rezeptor-Antagonist, Parasympatholytikum und Schmerzlinderung	Einsatz bei Koliken der Darm-, Gallen- und Harnwege, 1 Zäpfchen. *Bemerkung:* Ein nicht verschreibungspflichtiges i. v.-Spasmolytikum steht dem Heilpraktiker nicht mehr zur Verfügung
Campher und Weißdornbeeren, (z. B. Korodin® Herz-Kreislauf-Tropfen)	Anregen der Kreislauftätigkeit	Einsatz bei hypotonen und orthostatischen Kreislaufstörungen; Dosierung je nach Präparat. Bei Korodin® im Abstand von 15 min 5–10 Tropfen, bis Verbesserung eingetreten ist (jedoch nicht mehr als 75 Tropfen insgesamt) bzw. der Notarzt kommt.
Dexamethason (Glukokortikoid)	Hemmung von Entzündung, Exsudation und Proliferation	Einsatz bei anaphylaktischem Schock (nach der Applikation von Epinephrin); Dosierung 40 mg langsam i. v., dies entspricht einer Ampulle/Fertigspritze
Isotone Kochsalzlösung, NaCl, 0,9-prozentig (Infusionslösung)	Volumengabe	Volumendefizit, zur Wundbehandlung, Befeuchtung von Tüchern und Verbänden. *Bemerkung:* Vollelektrolyt-Lösungen (z. B. Ringer-Infusionslösungen) stehen dem Heilpraktiker nicht mehr zur Verfügung, weil diese mittlerweile verschreibungspflichtig sind.
Paracetamol	Fiebersenkung, Schmerzlinderung	Einsatz bei Kindern als Zäpfchen zur Schmerz- und Fiebersenkung, Alternative zu ASS, wenn dieses kontraindiziert ist (z. B. bei Gerinnungsstörungen); Dosierung abhängig von Alter und Körpergewicht, ca. 10–15 mg/kg KG

Tab. 1.1 Medikamente, die vom Heilpraktiker im Notfall verabreicht werden dürfen. *(Forts.)*

Wirkstoff/ggf. Präparatname	Wirkung	Indikation, Anwendung und Dosierung
Glukose 40 % Ampullen zur i. v. Injektion, z. B. von der Firma Braun.	Anhebung des Blutzuckers (BZ)	Hypoglykämisches Koma/hypogykämischer Schock. **Im Falle unmöglicher Blutzuckermessung** bei unklarem Koma, insbesondere bei Patienten mit bekanntem Diabetes mellitus. Im Falle des hypoglykämischen Komas wäre diese Intervention u. U. lebensrettend, während bei hyperglykämischem Koma kein wesentlicher negativer Effekt zu erwarten wäre. Dennoch gilt absolut, dass die BZ-Messung *die* wesentliche Diagnostik im Koma darstellt und daher **der Fall einer unmöglichen Blutzuckermessung dringend zu vermeiden** ist. Dosierung je nach BZ-Wert. *Bemerkung:* Glukose-Infusionslösungen sind bereits ab einer Konzentration von 10 % verschreibungspflichtig, sodass dem Heilpraktiker nur die 5-prozentige Glukoseinfusion zur Verfügung stehen würde. Daher ist im Falle des hypoglykämischen Schocks den 40 % Ampullen zur i. v. Injektion den Vorzug zu geben.

i. m. = intramuskulär; i. v. = intravenös

1.8 Merkregeln im Zusammenhang mit Notfällen

In manchen Notfallsituationen können bestimmte, leicht zu merkende Symptomenkomplexe helfen, den Notfall schnell einzuschätzen und die richtigen Maßnahmen zu ergreifen. Einen Überblick gibt ➤ Tab. 1.2

Tab. 1.2 Merkregeln für den Heilpraktiker.

Merkregel	Bedeutung/Beschreibung	Relevant für Notfall
6-F-Regel	Fat, fair, fertile, family, forty, female Erklärung: Diese Patientenpopulation neigt zu Gallensteinen und damit auch zu anderen Gallenerkrankungen	Akutes Abdomen (Cholezystitis, Cholangitis)
Herxheimer-Trias	Bronchospasmus, Schleimhauthypertrophie, Dyskrinie Erklärung: Dies sind die obstruierenden Faktoren beim Asthma bronchiale	Asthma bronchiale
Merseburger-Trias	Struma, Exophthalmus, Tachykardie Erklärung: Dies sind Symptome von Patienten mit Morbus Basedow, der unter Umständen eine thyreotoxische Krise verursachen kann	Thyreotoxische Krise
6-P-Merkregel	Pain, Pulselessness, Paralysis, Paleness, Paraesthesia, Paralysis Erklärung: Befunde beim akuten Arterienverschluss	Akuter Arterienverschluss
Virchow-Trias	Gefäßwandschäden, Verlangsamung der Blutströmungsgeschwindigkeit, veränderte Blutzusammensetzung Erklärung: Pathogenese der Thrombose	Sämtliche thrombembolischen Ereignisse (z. B. Phlebothrombose, Apoplex, akuter Arterienverschluss, Lungenembolie)

KAPITEL

2 Sofortmaßnahmen im Notfall

2.1 Sofortmaßnahmen des Heilpraktikers: RESCUE-Schema

Das vorliegende Kapitel gibt einen Überblick über die möglichen Sofortmaßnahmen, die ein Heilpraktiker in seiner Praxis anwenden kann. Diese unterscheiden sich von den grundsätzlichen Sofortmaßnahmen (vgl. Rettungskette), die für einen „normalen" Ersthelfer gelten. An drei Punkten soll dies deutlich werden:

1. In diesem Werk wird von Notfällen ausgegangen, die sich in der Praxis des Heilpraktikers ereignen können. Auf die Absicherung des Notfall- bzw. Unfallortes sowie die Verhütung von Eigengefährdung und die Rettung des Patienten aus dem Gefahrenbereich (Maßnahmen, die zum allgemeinen Handwerkszeug der Ersthelfer-Ausbildung gehören) wird daher hier nicht weiter eingegangen.
2. Die Feststellung eines Notfalls und seines Ausmaßes ist in der Praxis leichter und besser zu leisten (andere Möglichkeiten der Untersuchung, vorhandenes Labor etc.).
3. Die Erstversorgungsmaßnahmen sind erweitert. So stehen in der Praxis Injektions-, Infusions- und Medikationsmöglichkeiten zur Verfügung, die dem typischen Ersthelfer am Notfall/Unfallort fehlen.

Es empfiehlt sich daher für die Naturheilpraxis ein anderes Paket an Sofortmaßnahmen als für den Ersthelfer. Zur Erleichterung des Lernens und zur besseren Systematisierung haben wir hierfür das begrifflich zum Kontext passende RESCUE-Schema konzipiert. RESCUE kann bei jedwedem Notfall angewendet werden und darf daher als eine Art Universaltool für Notfälle betrachtet werden:

R	**R**ichtiges Einschätzen der Situation (→ handelt es sich um einen Notfall?)
E	**E**mergency Call (→ Notruf)
S	**S**tabile Vitalfunktionen sichern
C	**C**orpus lagern (→ Notfalllagerung des Körpers)
U	**U**nter Beobachtung (→ fortlaufende Überwachung der Vitalfunktionen)
E	**E**rstversorgung, erweiterte (→ venöser Zugang, Infusionen etc.)

Die einzelnen Komponenten dieses Schemas werden in den nachfolgenden Abschnitten näher beschrieben.

2.1.1 Richtiges Einschätzen der Situation

Tritt im Umgang mit einem Patienten eine Situation auf, die dem Heilpraktiker bedrohlich erscheint, so gilt es zunächst richtig einzuschätzen, ob ein Notfall vorliegt (sog. Notfallausschluss). Der Notallausschluss steht am Beginn des RESCUE-Schemas („R" für „Richtig einschätzen"). In der Praxis stehen dem Heilpraktiker hierzu die folgenden Möglichkeiten zur Verfügung:

1. Kontrolle der Vitalfunktionen
2. Anamnese
3. Allgemeinzustand
4. Körperliche Untersuchung
5. Ermittlung der Körpertemperatur
6. Messung des Blutzuckers
7. Ermittlung der Schmerzmodalitäten (> Abb. 2.1)

Diese Maßnahmen erlauben eine sichere Antwort auf die Frage, ob der Heilpraktiker einen Rettungsdienst in Anspruch nehmen sollte. In > Kap. 3 wird jede einzelne dieser Maßnahmen detaillierter erläutert.

2.1.2 Emergency Call (Notruf)

Kommt der Heilpraktiker zu der Einschätzung, dass ein Notfall vorliegt, so liegt grundsätzlich die erste Maßnahme darin, den Notruf zu tätigen („E" im RESCUE Schema für „Emergency Call"). Der Notruf umfasst die aus Erste-Hilfe-Kursen bekannten fünf **W's:**

- **W**er meldet?
- **W**as ist geschehen?
- **W**o ist es passiert?
- **W**ie viele Personen sind verletzt?
- **W**arten auf Rückfragen!

Der Notruf wird immer von der Rettungsleitstelle beendet.

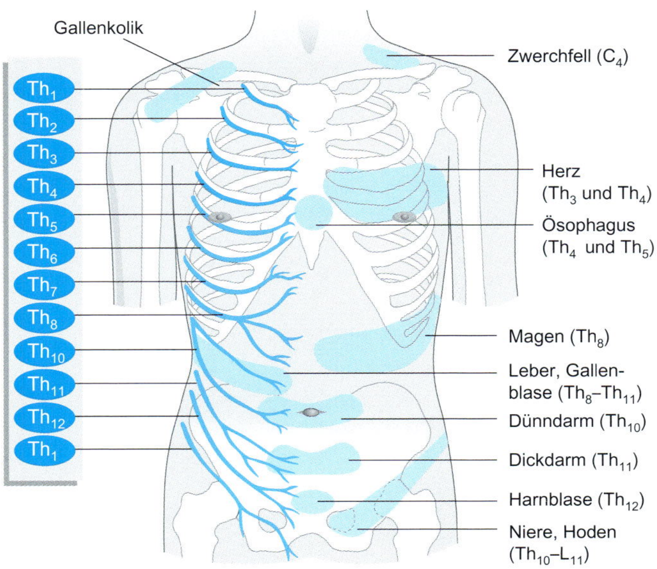

Abb. 2.1 Aus Anamnese und Kenntnis der Head-Zonen (Hautareale, die in einer nervalen Verbindung zu bestimmten inneren Organen stehen) kann z. B. geschlossen werden, welches Organ erkrankt sein könnte. (C = zervikale Zonen, Th = thorakale Zonen). Dies wiederum ebnet den Pfad für die körperliche Untersuchung nach Notwendigkeit (z. B. Auskultation des Bauchraums bei Bauchschmerzen) und weitere Untersuchungsschritte. Am Ende dieser Schnelldiagnostik steht dann die Entscheidung, ob ein Notruf erfolgen muss oder nicht. [L157]

Der Notruf erfolgt vor der Sicherung der Vitalfunktionen (**phone first**). Dies nimmt bewusst in Kauf, dass der Ersthelfer sich kurz vom Patienten entfernen muss.

Ausnahmen (phone fast statt phone first): Verletzte Personen, Beinahe-Ertrunkene, Personen, die durch Drogen vergiftet sind, Kinder – 1 Min. kardiopulmonale Reanimation (CPR) vor Notruf.

Der Notruf aktiviert den Rettungsdienst, der in 99 % der Fälle aus KTW (Krankentransportwagen), RTW (Rettungswagen) und/oder NEF/NAW (Noteinsatzfahrzeug/Notarztwagen) besteht:
- Einsatz KTW: zum Krankentransport liegender oder betreuungsbedürftiger Patienten
- Einsatz RTW: zur Beförderung von medizinischem Fachpersonal und Ausrüstung zum Einsatzort
- Einsatz NAW: bringt den Notarzt zum Einsatzort und gewährleistet gleichzeitig fahrzeuggebundene ärztliche Notfallbehandlung; auch Krankentransport durch NAW möglich
- Einsatz NEF: wie NAW, jedoch ohne Transportmöglichkeit des Patienten

Telefonnummern bei Notfällen und Giftnotruf

- Bei Notfall Tel. 112 europaweit (Euronotruf → Vermittlung mit nächster Notrufzentrale)
- Über die Polizei (Deutschland Tel. 110) kann ebenfalls der Notruf erfolgen
- Bei Vergiftungen: Giftnotruf (➤ Tab. 2.1)

Tab. 2.1 Telefonnummern der Giftnotrufe/Giftinformationszentren in Deutschland.

Standort	Zentrum	Telefonnummer
Berlin	Giftnotruf Berlin, Institut für Toxikologie Beratungsstelle für Vergiftungserscheinungen	030–19240
Bonn	Informationszentrale gegen Vergiftungen des Landes Nordrhein-Westfalen Zentrum für Kinderheilkunde Universitätsklinikum Bonn	0228–19240
Erfurt	Gemeinsames Giftinformationszentrum (GGIZ Erfurt) der Länder Mecklenburg-Vorpommern, Sachsen, Sachsen-Anhalt und Thüringen	0361–730730
Freiburg	Vergiftungs-Informations-Zentrale Freiburg (VIZ) Zentrum für Kinderheilkunde und Jugendmedizin, Universitätsklinikum Freiburg	0761–19240
Göttingen	Giftinformationszentrum-Nord (GIZ-Nord) der Länder Bremen, Hamburg, Niedersachsen und Schleswig-Holstein Zentrum für Toxikologie	0551–19240
Homburg/Saar	Informations- und Beratungszentrum für Vergiftungsfälle Universitätsklinikum des Saarlandes und Medizinische Fakultät der Universität des Saarlandes	06841–19240
Mainz	Giftinformationszentrum der Länder Rheinland-Pfalz und Hessen Klinische Toxikologie, II. Medizinische Klinik und Poliklinik der Universität Mainz	06131–19240
München	Giftnotruf München – Toxikologische Abt. der II. Medizinischen Klinik und Poliklinik rechts der Isar der Technischen Universität München	089–19240
Nürnberg	Giftinformationszentrale Nürnberg (GIZ) Medizinische Klinik 2 des Klinikums Nürnberg mit toxikologischer Intensivstation	0911–3982451 oder 0911–3982665

2.1.3 Stabile Vitalfunktionen sichern

Nachdem der Notruf getätigt wurde, geht es jetzt darum, die Aufmerksamkeit auf die Vitalfunktionen zu lenken („S“ im RESCUE Schema für „Stabile Vitalfunktionen“). Vitalfunktionen sind die Funktionen, die der Körper zum Überleben dringend braucht.
Zu den Vitalfunktionen zählen (BAP-Schema):

1. **B**ewusstsein
2. **A**tmung
3. **P**uls (Herz-Kreislauf)

Diese Vitalfunktionen stehen miteinander in Wechselbeziehung. So führt z. B. ein Atemstillstand automatisch auch zum Stillstand des Herz-Kreislauf-Systems (➤ Abb. 2.2, ➤ Abb. 2.3) und umgekehrt. Alle anderen wichtigen Körperfunktionen sind diesen Vitalfunktionen nachgeordnet und von daher sog. Vitalfunktionen zweiter Ordnung (z. B. Funktion der Niere). Die Herstellung oder Erhaltung stabiler Vitalfunktionen ist daher das Primärziel jeder Notfallmedizin.

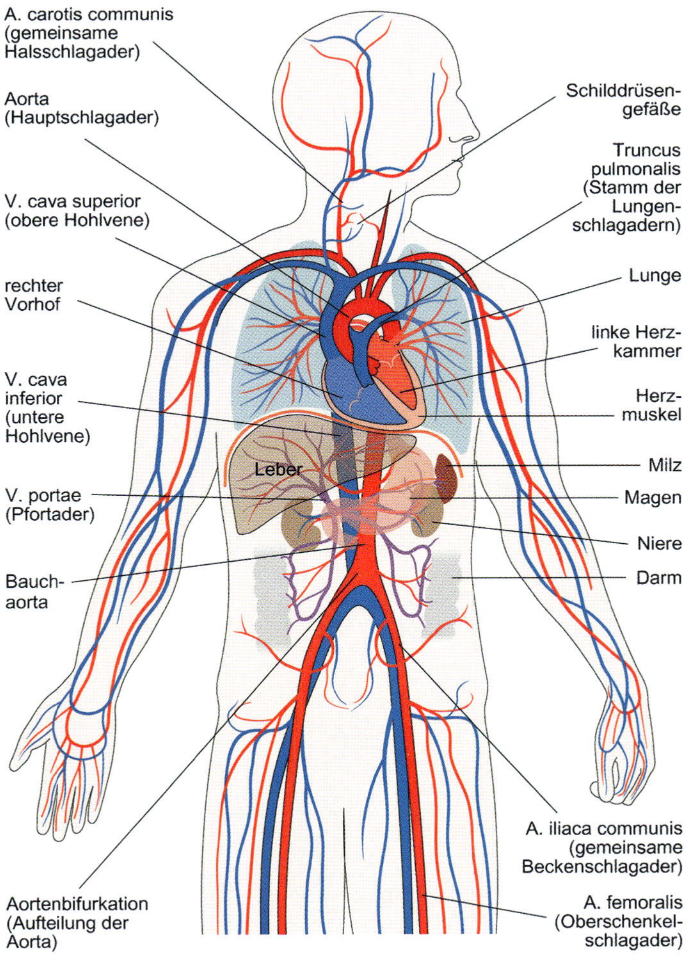

Abb. 2.2 Das Herz-Kreislauf-System [L190]

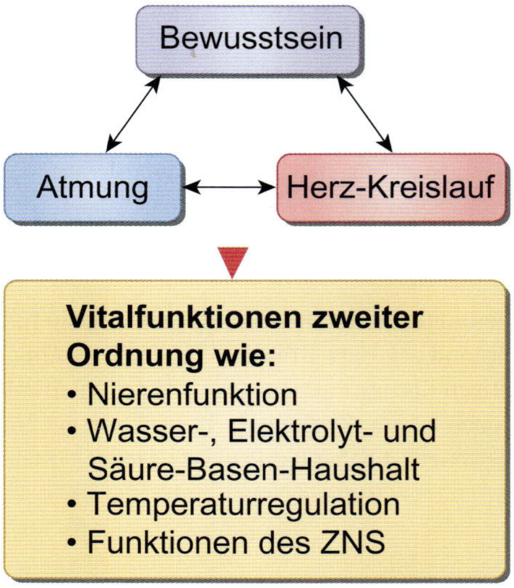

Abb. 2.3 Triade der Vitalfunktionen: Bewusstsein, Atmung und Herz-Kreislauffunktion bilden die Vitalfunktionen des menschlichen Körpers, die miteinander in Wechselbeziehung stehen. Ohne sie können die Vitalfunktionen zweiter Ordnung nicht arbeiten. [L157]

2.1.4 Corpus lagern – Lagerungsarten

Nachdem die Vitalfunktionen gesichert sind, muss sich die Aufmerksamkeit des Heilpraktikers auf die korrekte Lagerung des Patienten richten („C“ im RESCUE Schema für „Corpus lagern“). Korrekt ist eine Lagerung immer dann, wenn sie bei dem entsprechenden Krankheitsbild Entlastung verspricht. Im Falle der stabilen Seitenlage kann die Lagerung sogar lebensrettend sein. Von daher ist die korrekte Lagerung von Notfallpatienten ein integraler Bestandteil der Notfalltherapie.

Lagerung bei Atemnot

Patienten positionieren sich so, wie sie es wünschen. In der Regel wird dies die Oberkörperhochlagerung (➤ Abb. 2.4) sein, da diese die Atmung am effektivsten erleichtert und ggf. die Atemhilfsmuskulatur mit benutzt werden kann.

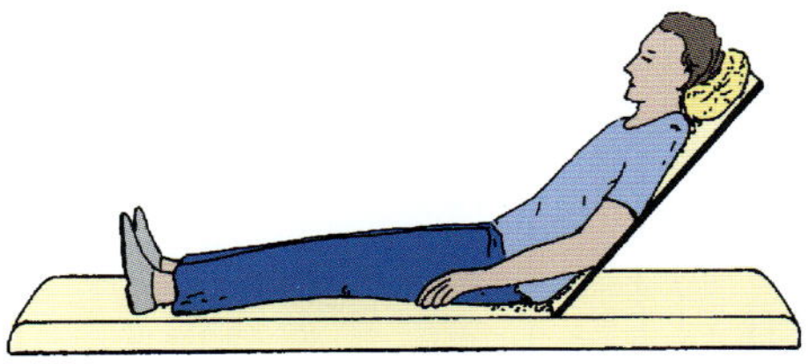

Abb. 2.4 Lagerung bei Atemnot [L106]

Lagerung bei Kopfverletzung

Bei Kopfverletzung wird der Patient mit erhöhtem Oberkörper (ca. 30 Grad) gelagert. Bei offenem Schädel-Hirn-Trauma Flachlagerung wegen der Gefahr einer Luftembolie. Bei Blutungen im Bereich von Mund und Nase Seitlagerung, damit das Blut abfließen kann.

Lagerung bei Thoraxverletzungen

Oberkörperhochlagerung (➤ Abb. 2.4), bei Bewusstlosigkeit stabile Seitenlage auf die verletzte Seite (➤ Abb. 2.5).

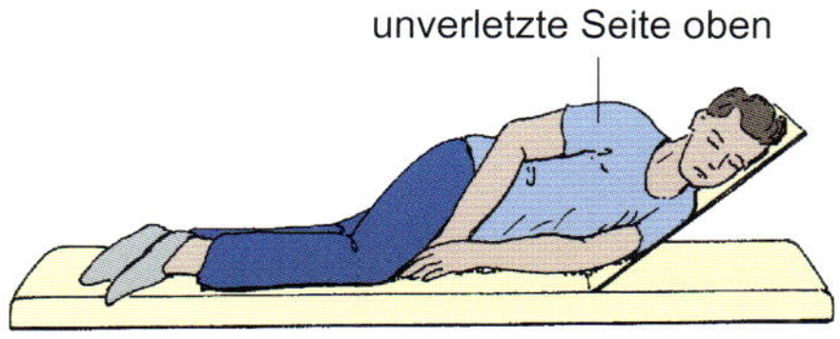

Abb. 2.5 Lagerung bei Brustkorbverletzung: Seitenlage bei Bewusstlosigkeit [L106]

Lagerung bei Wirbelsäulen- und Beckenverletzung

Bei Wirbelsäulen- und Beckenverletzungen wird der Patient flach gelagert, im Zweifelsfall immer immobilisieren zur Vermeidung weiterer Schäden (➤ Abb. 2.6).

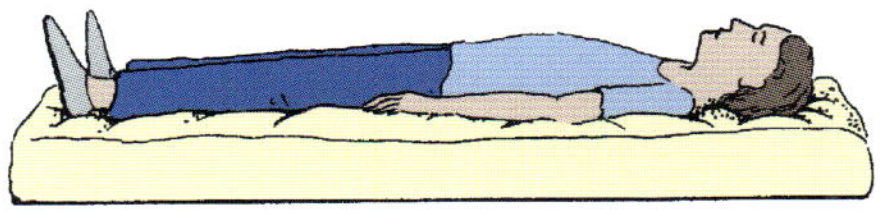

Abb. 2.6 Korrekte Lagerung bei Wirbelsäulenverletzung [L106]

Lagerung beim akuten Abdomen

Patienten werden so positioniert, wie sie es wünschen. Angenehm ist oftmals eine halbsitzende Lagerung bei leicht angezogenen Beinen. Eine unter die Kniekehlen gelegte Knierolle hilft bei der Entlastung der Bauchdecken (➤ Abb. 2.7).

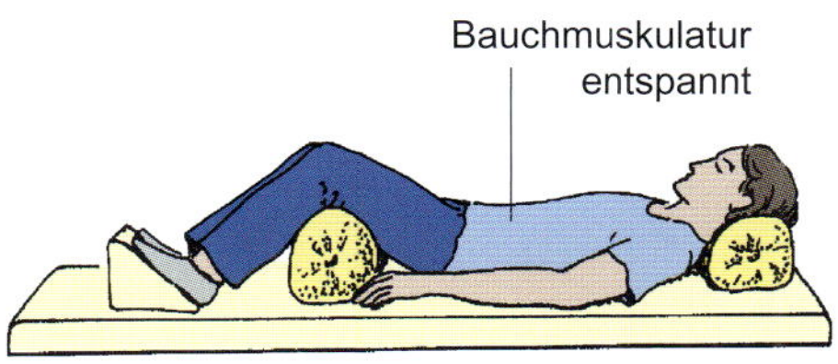

Abb. 2.7 Korrekte Lagerung bei Bauchverletzung und akutem Abdomen [L106]

Schocklage

Grundsätzlich gilt, dass bei einem Schock die typische Schocklage (➤ Abb. 2.8) erfolgen muss.
→ Beine werden etwa 70° hochgelagert, der Kopf 15° tiefgelagert

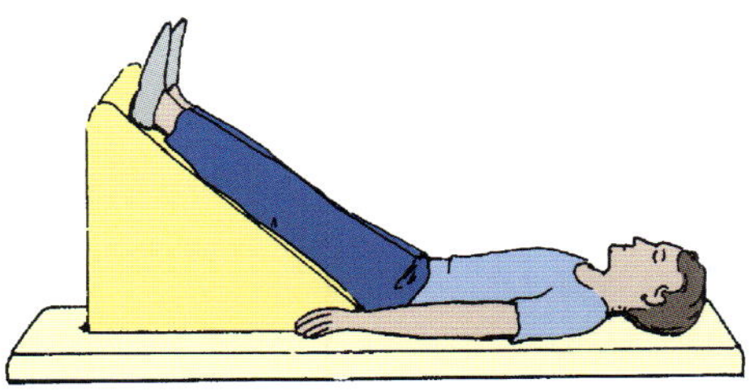

Abb. 2.8 Korrekte Lagerung bei Schock, Blutvolumenmangel, Kreislaufschwäche [L106]

Hierdurch wird eine Blutvolumenverschiebung in Richtung der lebensnotwendigen Organe erreicht. Die im Schock erfolgenden Zentralisationsbemühungen des Körpers werden hierdurch sinnvoll unterstützt.

Kontraindikationen der typischen Schocklage:

- Kardiogener Schock
- Akuter Beinarterienverschluss
- Bein- oder Beckenfrakturen
- Wirbelsäulen- oder Schädelverletzung
- Bauchverletzungen

Stabile Seitenlage

Bewusstlose Patienten, die spontan atmen und deren Kreislauf stabil ist, gehören in die stabile Seitenlage → Sicherung freier Atemwege und Vermeidung von Aspiration. Dabei wird der Kopf zum tiefsten Körperpunkt, was ein Abfließen von Erbrochenem etc. aus dem Mundraum gewährleistet. Die Position der Arme und Beine bei der Seitenlage ermöglichen eine Stabilisierung des Körpers (➤ Abb. 2.9).

Ausführung:

1. Rückenlage des Patienten, Heilpraktiker kniet neben dem Patienten
2. Anwinkelung des zugewandten Armes im rechten Winkel nach oben, wobei die Handfläche des Patienten nach oben zeigt
3. Gegenüberliegendes Bein anwinkeln
4. Patienten an gegenüberliegender Schulter und angewinkeltem Knie fassen
5. Patienten zu sich herüberziehen
6. Überstreckung des Halses und Öffnung des Mundes mit Gesicht Richtung Boden
7. Der Hals muss in überstreckter Position bleiben, was dadurch erreicht wird, dass die oben liegende Hand des Patienten unter die Wange geschoben wird.

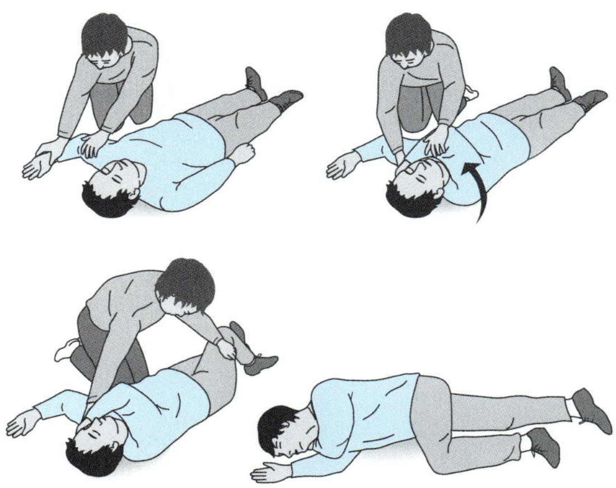

Abb. 2.9 Stabile Seitenlage. Besonderheiten: Bei Thoraxtrauma auf verletzte Seite lagern; bei Schock auch Kombination mit Kopftieflage möglich. [L157]

2.1.5 Unter Beobachtung

Nachdem der Notruf getätigt, die Vitalfunktionen gesichert und die korrekte Lagerung erfolgt ist, muss sich die Aufmerksamkeit des Heilpraktikers auf die Beobachtung des Patienten richten („U" im RESCUE Schema für „Unter Beobachtung").

Notfallpatienten müssen ständig beobachtet werden, um das Eintreten eventueller Komplikationen bzw. eines ungünstigen Verlaufs rasch zu bemerken. So kann sich z. B. eine Belastung des Herz-Kreislauf-Systems mit noch stabilem Kreislauf rasch zu einem kardiogenen Schock

2

(➤ Kap. 5.3) entwickeln. Nur bei aufmerksamer Beobachtung kann bedrohlichen Komplikationen schnell gegengesteuert werden. Umgekehrt können natürlich auch Verbesserungen der Ausgangslage eintreten, die ebenfalls den Ersthelfer fordern. Die Beispiele in ➤ Tab. 2.2 zeigen, welche möglichen Entwicklungen ein Notfall nehmen kann und welche Konsequenzen daraus gezogen werden müssen.

Tab. 2.2 Veränderungen im Zustand des Patienten und Handlungsbedarf.

Ausgangslage	Entwicklung unter Beobachtung	Konsequenzen
Akute Erkrankung mit erhaltenen Vitalfunktionen	Vitalfunktionen verschlechtern sich	CPR
Bewusstloser in stabiler Seitenlage	Bewusstseinsverbesserung	Aufhebung der stabilen Seitenlage und Lagerung je nach Krankheitsbild
Erhaltenes Bewusstsein	Bewusstlosigkeit	Stabile Seitenlage
Stabiler Kreislauf	Schock	Schocklagerung, Infusionstherapie (Ausnahme: kardiogener Schock)
Spontanpneumothorax	Ventilpneumothorax	Thoraxentlastung mit Kanüle

2.1.6 Erweiterte Erstversorgung

Am Ende des RESCUE-Schemas steht das E wie Erstversorgung. Im Gegensatz zum gewöhnlichen Ersthelfer hat der Heilpraktiker die Möglichkeit, in seiner Praxis eine erweiterte Erstversorgung zu leisten. Hierzu zählen z. B.:

- Gabe nicht verschreibungspflichtiger Medikamente
- Venösen Zugang legen (Punktion einer Vene und Legen einer Dauerverweilkanüle mit sehr langsam laufender Infusionslösung oder Verschließen der Kanüle mittels Mandrin) → Notarzt hat sofort eine funktionstüchtige Vene zur Medikamentenapplikation zur Verfügung
- Infusion zur Volumengabe
- Sauerstoffgabe
- Blutiger Aderlass
- Techniken wie Koniotomie oder Thoraxentlastung bei Ventilpneumothorax als Ultima ratio (und nur, wenn der Heilpraktiker diese Techniken sicher beherrscht)

Zusätzlich kommen Methoden der Erstversorgung in Betracht, die auch ein gewöhnlicher Ersthelfer leisten kann wie z. B.:

- Beruhigung des Patienten
- Wärmezufuhr
- Blutstillung
- Atmung in Plastiktüte bei Hyperventilationstetanie
- Sicherung eines Amputats (➤ Abb. 2.10)

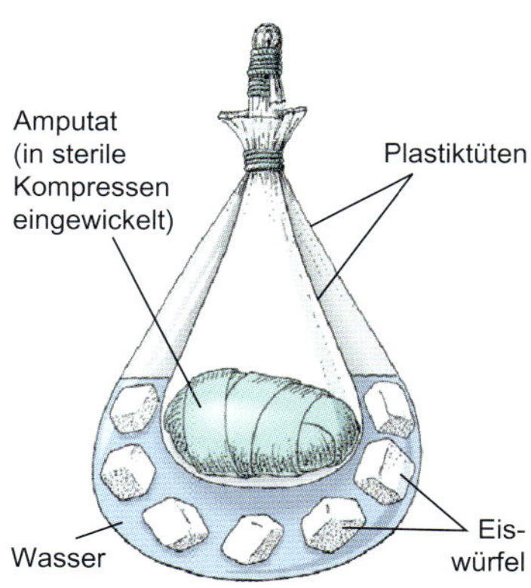

Abb. 2.10 Amputat sichern [L190]

2

2.2 Starke äußere Blutungen und Blutstillung

Definition und Erklärungen

Ein besonders wichtiges Element der Erstversorgung ist die Blutstillung bei Blutungen, weshalb ihr hier ein eigenes Unterkapitel gewidmet wird.

Starke Blutungen müssen schnellstmöglich gestoppt werden, da ein Verlust von nur einem Liter Blut beim Erwachsenen bereits lebensbedrohlich ist. Bei Säuglingen, Kleinkindern und Kindern ist die kritische Blutverlustmenge weitaus geringer, weil sie ja auch weniger Blut haben.

Cave
Eine arterielle Blutung kann innerhalb weniger Minuten zum Tode führen.

R	**Richtig einschätzen:** Der Patient zeigt äußerliche Zeichen einer Blutung und ggf. schon Symptome des Volumenmangelschocks. Starke äußere Blutung stammen zumeist aus tieferen Wunden und sind charakterisiert durch langsam fließendes, dunkles Blut. Arterielle Blutungen hingegen (Verletzung großer Arterien) zeigen sich durch hellrotes Blut, das pulssynchron aus der Wunde spritzt.
E	**Emergency Call (Notruf):** Bei starken äußeren Blutungen obligatorisch
S	**Stabile Vitalfunktionen:** Vorhanden? Falls nicht: CPR
C	**Corpus lagern:** Typische Schocklage (Kopf tief, Beine hoch); sofern eine Blutung an der oberen Extremität vorliegt, so sollte diese hochgehalten werden. Bei Nasenbluten sitzende Körperhaltung und Kopf vornüber beugen (nicht in den Nacken legen!).
U	**Unter Beobachtung:** Laufende Kontrolle der Vitalfunktionen und des Blutdrucks
E	**Erstversorgung:** *1. Blutstillung* Nahezu jede äußere Blutung aus einer Wunde lässt sich über einen intensiven Druck von außen auf die Quelle der Blutung stoppen. Hierzu eignen sich Druckverbände (➤ Abb. 2.11). Nützt diese Maßnahme nichts, was z. B. bei arteriellen Blutungen geschehen kann, so gilt es in die Wunde mit möglichst keimfreiem Material hineinzudrücken (z. B. mit Mullkompressen oder sauberen Tüchern). Es gilt der Grundsatz „Blutstillung vor Infektionsschutz“, d. h. bei einer starken äußeren Blutung muss zugunsten der Blutstillung eine mögliche Infektion riskiert werden. Wenn es dann möglich ist, muss die Wunde verbunden werden. Sollte es durch den Verband hindurchbluten, so gilt es, noch einmal fest auf die Wunde zu drücken bis die Blutung aufhört. Dabei darf jedoch nicht der vollgeblutete Verband abgenommen werden. Vielmehr sollte der neue Verband über den alten angebracht werden. *Blutung an den oberen Extremitäten* Bei Blutungen am Arm gilt es vor Anlegen des Druckverbands die A. brachialis (auffindbar in der Muskellücke auf der Innenfläche des hochgehaltenen Arms) mit vier Fingern abzudrücken (➤ Abb. 2.12). *Blutung an den unteren Extremitäten* Hier ist ebenfalls ein Druckverband anzubringen und ggf. keimfreies Material aufzupressen.

	Blutung an Kopf und Rumpf Sofern ein Druckverband angelegt werden kann, so ist dies zu tun. Ansonsten gilt auch hier das Aufpressen von keimfreiem Material als Maßnahme der Blutstillung. *Blutung aus der Nase* Hier gilt es ein kaltes, feuchtes Tuch oder umwickelte Kühlpacks in den Nacken des Betroffenen zu legen. Zusätzlich soll eine saugfähige Kompresse an und um die Nase gehalten werden, mit der das Blut aufgesaugt und die Nasenflügel für einige Minuten komprimiert werden. *2. Schockbekämpfung:* Zugang legen und Infusion von Volumen (NaCl-Lösung).

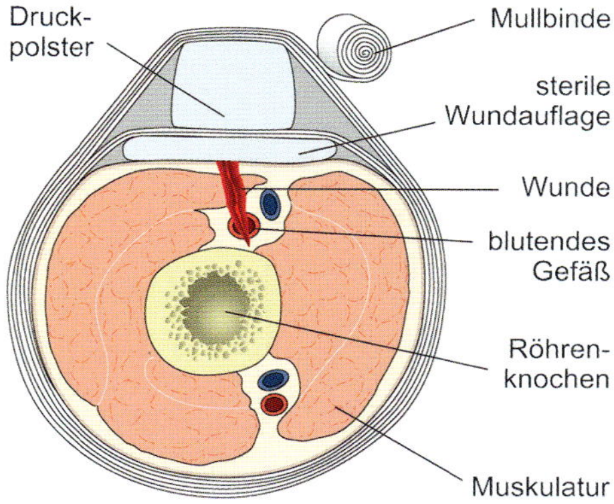

Abb. 2.11 Anlegen eines Druckverbands. Zuerst wird die Wunde mit einer sterilen Wundauflage abgedeckt und mit zwei bis drei kreisförmigen Bindegängen mit einer Mullbinde fixiert. Dann wird ein elastisches Druckpolster aufgelegt und mit weiteren Bindegängen so umwickelt, dass ein ausreichender Druck entsteht. [L190]

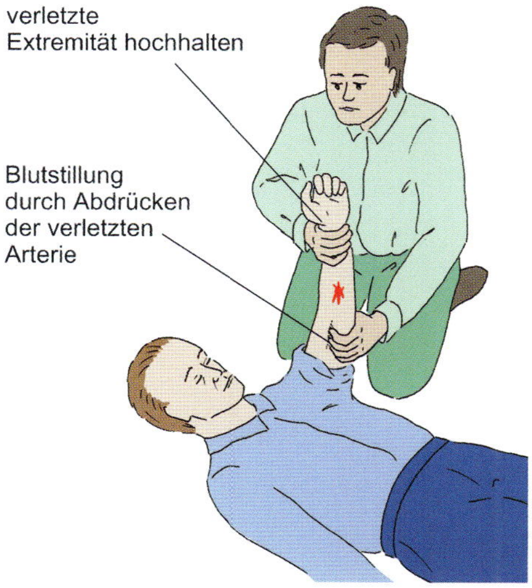

Abb. 2.12 Kompression der Arteria brachialis und Hochhalten der blutenden Extremität. Sobald die Blutung nachlässt, wird zusätzlich ein Druckverband angelegt. [L190]

KAPITEL

3 Richtiges Einschätzen der Situation

Dieses Kapitel erklärt die vielfältigen Möglichkeiten, die ein Heilpraktiker hat, um richtig einschätzen zu können, ob ein Notfall vorliegt oder nicht. Die Ausführungen aus der Übersicht in ➤ Kap. 2.1.1 werden im Folgenden detaillierter dargestellt.

3.1 Kontrolle der Vitalfunktionen

Das erste, was der Heilpraktiker als Ersthelfer nach dem Notruf unternehmen muss, ist die Kontrolle der Vitalfunktionen. Diese erfolgt nach dem **BAP-Schema** (Bewusstsein, Atmung, Puls). Im Folgenden wird ein Überblick über die einzelnen Schritte bei der Prüfung der Vitalfunktionen gegeben.

Darüber hinaus gibt das Ablaufdiagramm (➤ Kap. 1.2) wichtige Schritte im Notfall wieder.

Bewusstsein:

- Patienten ansprechen
- Lautes Ansprechen
- Schmerzreiz setzen durch Druck auf Fingernagelfalz oder festes Reiben auf dem Sternum
- Inspektion und Prüfung der Pupillenreaktion

Atmung:

- Atemkontrolle durch Sehen, Hören und Fühlen

Puls (Herz-Kreislauf-Funktionen):

- Puls an der A. carotis, A. radialis oder A. femoralis palpieren

3.1.1 Bewusstsein kontrollieren

Der Bewusstseinszustand ist die erste der Vitalfunktionen, die der Heilpraktiker überprüft. Grundsätzlich gilt: Ein Mensch, der auf Ansprache adäquat reagiert, ist bewusstseinsklar. Ansonsten liegt eine Bewusstseinsminderung (sog. quantitative Bewusstseinsstörung) vor. Die folgende Einteilung gibt einen Überblick über diese quantitativen Bewusstseinsstörungen:

Einteilung

Somnolenz: Patient schläfrig, aber ansprechbar und damit weckbar. Orientierungsstörungen möglich

Sopor: Patient ist in schlafähnlichem Zustand, nicht ansprechbar, lediglich durch starke Reize unvollständig erweckbar, Schutzreflexe sind erhalten

Koma: Bewusstlosigkeit ohne Reaktionen auch auf stärkste Reize, Schutzreflexe sind nicht mehr vorhanden, schwerste Form der quantitativen Bewusstseinsstörung

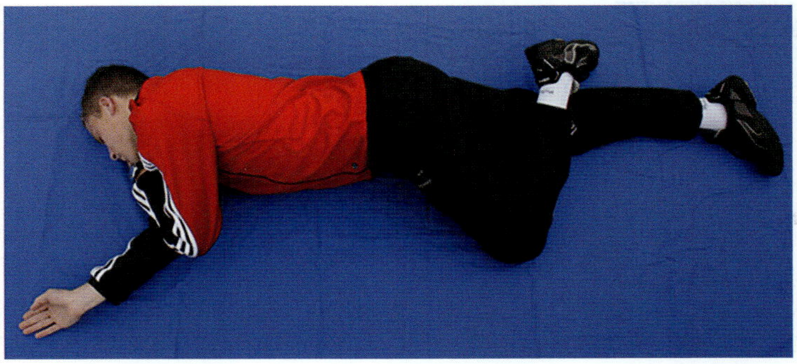

Abb. 3.1 Stabile Seitenlage [L241]

Im Rahmen der Bewusstseinskontrolle kann auch die Pupille kontrolliert werden (➤ Kap. 3.1.2). Komatöse bzw. bewusstlose Patienten gehören in die stabile Seitenlage (➤ Kap. 2.1.4, ➤ Abb. 3.1).

Bewusstseinseingetrübte Patienten müssen ständig kontrolliert werden, ob sich noch eine Bewusstlosigkeit einstellt. Ist dies nicht der Fall, erfolgt die Lagerung entsprechend dem vorliegenden Krankheitsbild. Tritt Bewusstlosigkeit ein, stabile Seitenlage durchführen.

Die Bewusstseinskontrolle erfolgt regelmäßig alle zwei Minuten; dasselbe gilt für die anderen Vitalfunktionen Atmung und Puls.

Glasgow Coma Scale

Die Glasgow Coma Scale (GCS) ist Instrument, mit dem Bewusstseinsstörungen quantifiziert und bewertet werden können. Sie wird bei jedem Notfallpatienten erhoben, dürfte jedoch aufgrund ihrer Komplexität für den Notarzt weitaus relevanter als für den Ersthelfer sein. Innerhalb der GCS werden für die Fähigkeiten Augenöffnen, verbale Reaktion und motorische Reaktion Punkte vergeben, die dann addiert werden. Maximal sind 15 Punkte bei einem gesunden Menschen erreichbar. Patienten mit einem Score von 8 oder weniger gelten als bewusstlos und haben damit die Vitalfunktion Bewusstsein verloren. Es besteht Lebensgefahr.

In den Fachbereichen Neonatalogie und Pädiatrie gilt bis zum Alter von 3 Jahren die Pediatric Glasgow Coma Scale (PGCS), die sich geringfügig von der GCS unterscheidet (➤ Tab. 3.1).

Tab. 3.1 Glasgow Coma Scale (GCS) und Pediatric Glasgow Coma Scale (PGCS). [G003-2]

	Punktwert GCS	Punktwert PGCS	
Augen öffnen			
Spontan	4	4	
Auf Aufforderung	3	3	
Auf Schmerzreiz	2	2	
Keines	1	1	
Verbale Reaktion			
Orientiert	5	Plappern, Brabbeln	5
Desorientiert	4	Schreien, tröstbar	4
Inadäquat	3	Schreien, untröstbar	3
Unverständlich	2	Stöhnen, Laute	2
Keine	1	Keine	1
Motorische Reaktion			
Gezielt auf Aufforderung	6	6	
Gezielt auf Schmerzreiz	5	5	
Ungezielt auf Schmerzreiz	4	4	
Beugesynergismen	3	3	
Strecksynergismen	2	2	
Keine	1	1	
Summe	15	15	

3.1.2 Pupillenprüfung

Die Pupillenprüfung ist eine Überprüfung der Pupillenreaktion. Sinnvollerweise wird sie innerhalb der Bewusstseinsüberprüfung angewendet: Mit einer Lichtquelle wird zweimal in jedes Auge geleuchtet. Beim ersten Leuchten wird auf die beleuchtete Pupille geachtet (direkte Lichtreaktion). Normalbefund: Miosis. Beim zweiten Leuchten wird überprüft, ob die nicht beleuchtete Pupille

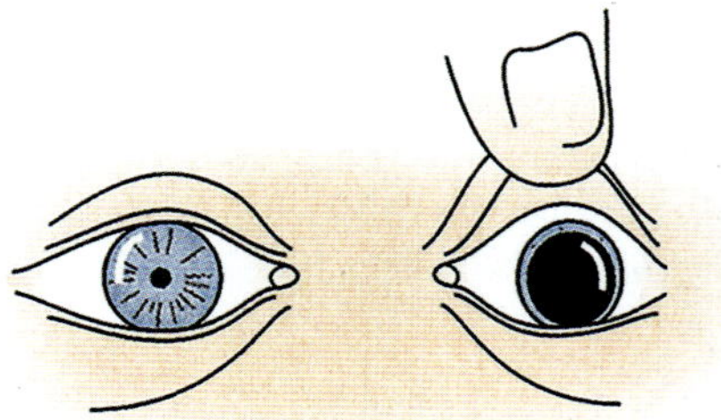

Abb. 3.2 Pupilleninspektion ergibt Anisokorie [L106]

sich verengt (indirekte Lichtreaktion). Normalbefund: Beide Pupillen verengen sich gleichzeitig. Dann wird das Ganze am anderen Auge wiederholt.

Beurteilungskriterien der Pupille sind:

- Weite: eng, mittelweit, weit
- Form: rund, entrundet
- Pupillendifferenz im Seitenvergleich: anisokor, isokor
- Direkte Lichtreaktion: prompt, verzögert, ohne Lichtreaktion
- Indirekte Lichtreaktion: prompt, verzögert, ohne Lichtreaktion (➤ Tab. 3.2)

Cave

Patienten können angeborene Veränderungen oder ein Glasauge haben, was den Befund der Pupillenprüfung verfälschen kann.

Tab. 3.2 Befunde der Pupillenprüfung.

Befund	Ursache
Mydriasis (Pupillenerweiterung – ein- oder beidseitig)	Sympathikotonie, Koma, Gabe eines Mydriatikums, Gabe eines systemischen β-Sympathomimetikums, Toxine (z. B. Botulinustoxin, Tetanustoxin, Cannabis, Kohlenmonoxid)
Miosis (Pupillenverengung)	Vagotonie, Alter, Neurosyphillis, Horner-Syndrom, Kompression des Hirnstamms, Vergiftungen mit Opiaten (z. B. Morphin) oder Cholinesterasehemmer (z. B. Pilocarpin)
Anisokorie (Pupillenweite seitendifferent, ➤ Abb. 3.2)	Läsion des N. oculomotorius durch Hirnquetschung oder Hirndruck, Horner-Syndrom, intrazerebrale Blutung
Fehlende oder verzögerte Lichtreaktion einer oder beider Pupillen	Hirndruck

3.1.3 Atmung kontrollieren

Die Atmungskontrolle kommt innerhalb der Überprüfung der Vitalfunktionen unmittelbar nach Feststellung des Bewusstseinszustands. Sie sollte nicht mehr als 10 Sekunden in Anspruch nehmen. Die Abfolge der Atmungskontrolle stellt sich wie folgt dar:

- Patient in Rückenlage bringen
- HTCL-Manöver oder Esmarch-Handgriff (➤ Kap. 3.2) durchführen

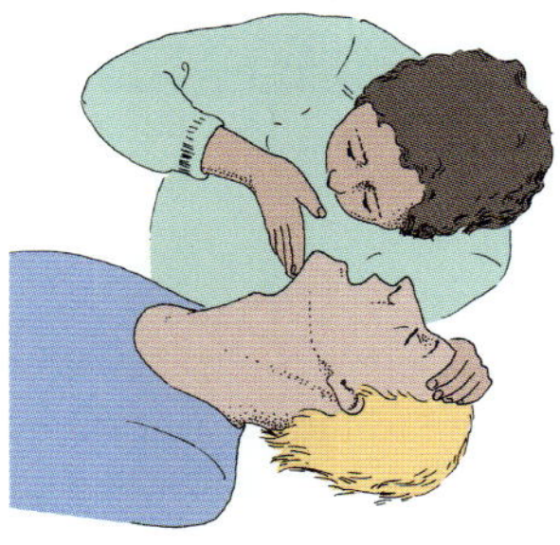

Abb. 3.3 Prüfung der Atemfunktion durch Sehen, Hören und Fühlen [L190]

- Atemkontrolle durch Sehen, Hören und Fühlen (➤ Abb. 3.3). Dafür beugt sich der Heilpraktiker mit einem Ohr über Mund und Nase des Patienten und legt eine Hand auf dessen Thorax. Damit stellt er fest:
  - ob der Thorax sich hebt und senkt (Atemkontrolle durch Sehen),
  - ob der Patient hörbar atmet (Atemkontrolle durch Hören),
  - ob Atemluft seine Wange berührt (Atemkontrolle durch Fühlen).

Die Atmung gilt als ausreichend, wenn:
- der Patient in 5 Sekunden mindestens einmal atmet
- und wenn es sich nicht um eine Schnappatmung handelt.

Im Notfall muss die Atmung alle 2 Minuten kontrolliert werden. Dasselbe gilt auch für die anderen Vitalfunktionen.

3.1.4 Puls (Herz-Kreislauf-Funktionen) kontrollieren

Bei einem Patienten ohne Reaktion und mit fehlender Atmung wird kein Puls getastet, um nicht unnötig Zeit zu verlieren. Hier wird umgehend mit den Reanimationsmaßnahmen begonnen (➤ Kap. 4).

Die Pulsmessung kann am einfachsten an der A. carotis durchgeführt werden (Alternativen: A. radialis am Handgelenk, A. femoralis in der Leiste). Ist der Puls auf einer Seite nicht zu tasten (z. B. aufgrund einer Stenose), sollte die Gegenseite kontrolliert werden.

Palpation der A. carotis (max. 10 Sek.): mit Fingerkuppen den seitlichen Kehlkopf palpieren, dann Finger in Grube heruntergleiten lassen, die den Carotispuls enthält. Im Notfall gilt es Puls und Blutdruck alle zwei Minuten zu kontrollieren. Dasselbe gilt für die anderen Vitalfunktionen.

Cave

Gleichzeitige Palpation der beiden Carotiden verbietet sich → Einschränkung der zerebralen Blutversorgung. außerdem würde dadurch ein starker Vagusreiz gesetzt, der die Gefahr lebensbedrohlicher Herz-Kreislauf-Komplikationen (Blutdruckabfall, Herzstillstand) bedeuten könnte

Beurteilt werden die Frequenz, die Qualität und die Rhythmik des Pulsschlages. Grundsätzlich gilt, dass jede Abweichung von der Normfrequenz als potenzieller Notfall gewertet werden muss. Beispiele:
- Notfallursache für Bradykardie: AV-Block 3. Grades
- Notfallursache für Tachykardie und Arrhythmie: Vorhofflimmern

Schockindex

Verhalten sich Blutdruck und Puls gegenläufig (Sinken bzw. Steigen), so besteht die Gefahr eines Schocks. Mithilfe des Schockindexes (Quotient aus Puls und systolischem Blutdruck, $RR_{syst.}$) kann die Gefahr schnell abgeschätzt werden:
- Kreislaufgesunde: Puls 60/Min., $RR_{syst.}$ 120 mmHg, Schockindex 0,5
- Drohender/beginnender Schock: Puls 100/Min., $RR_{syst.}$ 100 mmHg, Schockindex 1
- Schwerer Schock: Puls 120/Min., $RR_{syst.}$ 80 mmHg, Schockindex 1,5.

3.2 Spezielle Griffe und Techniken

HTCL-Manöver

Das HTCL-Manöver (englisch Head Tilt and Chin Lift = Kopf überstrecken und Kinn anheben) ist ein Griff, der u. a. zur Überprüfung der Atmung angewendet wird. Hierzu kniet der Heilpraktiker seitlich neben dem Kopf des Patienten. Eine Hand liegt auf der Stirn und die andere unter dem Kinn des Patienten. Unterkiefer anheben, Stirn nach unten drücken und Kopf in Richtung Nacken weit reklinieren. So wird die Zunge angehoben und liegt nicht an der Rachenhinterwand.

Cave

Bei V. a. HWS-Trauma gilt die Regel „Esmarch vor HTCL", d. h., bei diesem Verdacht ist der Esmarch-Handgriff dem HTCL-Manöver vorzuziehen.

Funktionen des HTCL-Manövers:
- Überprüfung der Atmung (➤ Kap. 3.1.3)
- Freihalten der Atemwege (Verhindern, dass Zunge zurückfällt)

- Vorbereitung der Inspektion der Mundhöhle:
  - Verunreinigungen durch Blut, Schleim, Erbrochenes etc.? → wenn ja, Ausräumung
  - Fremdkörper in der Mundhöhle (z. B. Gebiss)? → wenn ja, Entfernung

Esmarch-Handgriff

Beim Esmarch-Handgriff (➤ Abb. 3.4) kniet der Heilpraktiker hinter dem Kopf des Patienten. Seine Daumen umfassen den Unterkiefer des Patienten, während Zeigefinger am Kieferwinkel positioniert sind. Dann erfolgt der sog. Dreifachhandgriff:

- Kopf überstrecken
- Mund öffnen
- Unterkiefer vorziehen

Die Funktion des Esmarch-Handgriffs entspricht dem HTCL-Manöver.

Rautek-Griff

Dieser dient dazu Patienten aus Gefahrenzonen zu bringen (➤ Abb. 3.5). In der Praxis kann er auch zum Umlagern angewendet werden.

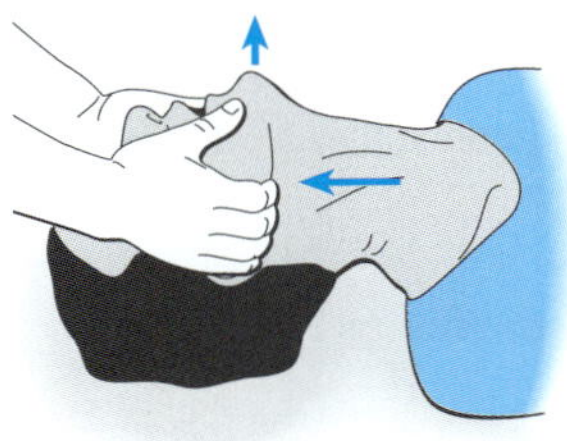

Abb. 3.4 Esmarch-Handgriff [L106]

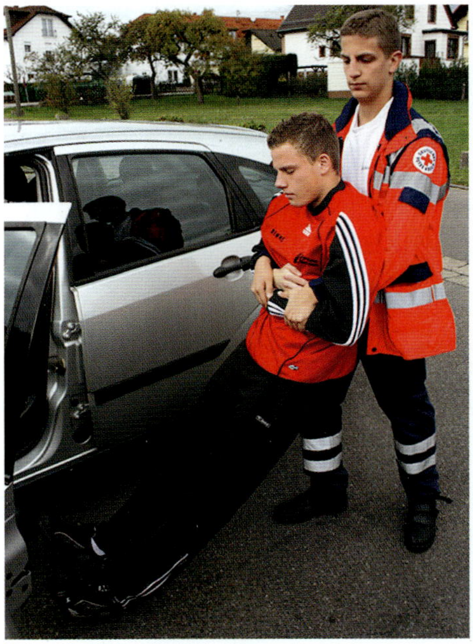

Abb. 3.5 Rautek-Rettungsgriff [L241]

Heimlich-Handgriff

Die Anwendung des Heimlich-Handgriffs erfolgt bei Fremdkörperaspiration, wenn fünf Schläge zwischen die Schulterblätter erfolglos waren. Ziel ist es, einen aspirierten Bolus durch forcierten intraabdominalen und intrathorakalen Druck nach kranial zu befördern.

Durchführung:

- Beim stehenden oder sitzenden Erwachsenen: Helfer umfasst den Patienten von hinten und verschränkt die Hände zwischen epigastrischem Winkel und Nabel. Dann werden bis zu fünf Kompressionen durchgeführt.
- Beim liegenden Erwachsenen: Helfer kniet über dem Patienten und drückt mit beiden Händen an der o. g. Stelle kräftig in Richtung Zwerchfell.

Bei Säuglingen und Kleinkindern ist der Heimlich-Handgriff kontraindiziert. Stattdessen erfolgt eine Lagerung auf den Unterarm des Helfers in Bauch- und Kopftieflage. Dann erfolgen fünf Schläge auf die Mitte des Rückens (➤ Abb. 3.6). Bei Erfolglosigkeit werden Thoraxkompressionen wie bei Herzdruckmassage (➤ Kap. 4.1), jedoch mit höherer Kompressionsintensität und geringerer Frequenz, durchgeführt.

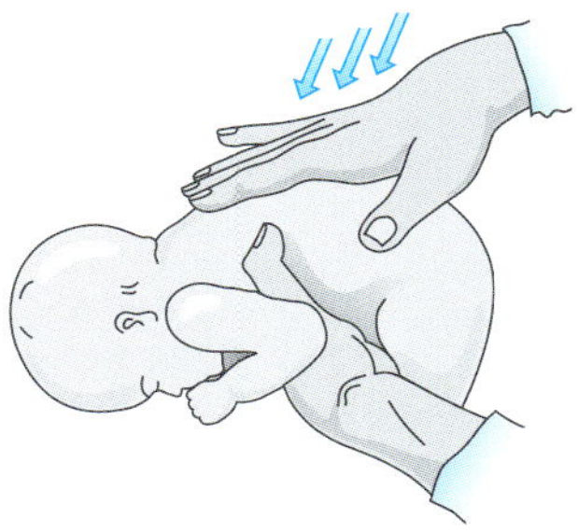

Abb. 3.6 Maßnahme bei Obstruktion der oberen Luftwege beim Säugling [L157]

Koniotomie

Diese ist eine absolute Ultima Ratio zur Freimachung der Atemwege: Es erfolgt eine Durchtrennung des Ligamentum conicum zwischen Schild- und Ringknorpel des Kehlkopfs. Im Anschluss werden ein Tubus oder mehrere Kanülen eingeführt, die dann fixiert werden (➤ Abb. 3.7).

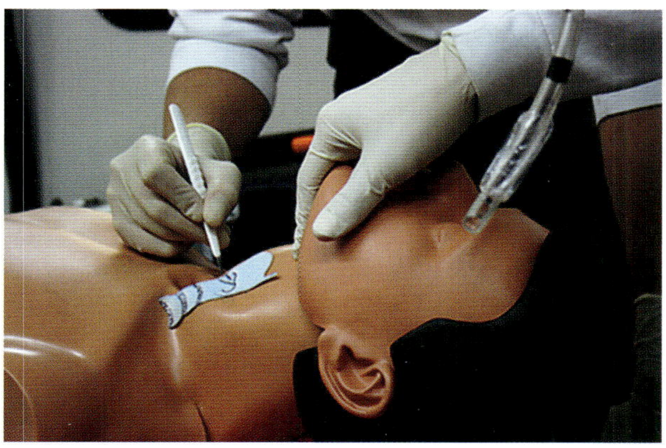

Abb. 3.7 Koniotomie: Selbst als Ultima Ratio sollte der Heilpraktiker diese Methode nur dann anwenden, wenn er sie vorher in klinischen Trainings erprobt und erlernt hat. [L241]

Thoraxdrainage

Bei Vorliegen eines Spannungspneumothorax oder eines Hämatothorax (Thoraxtrauma, ➤ Kap. 9.6) wird mit einer großkalibrigen Kanüle in den 4.–5. Interkostalraum (ICR) medioaxillär oder in den 2.–3. ICR medioklavikulär jeweils am Oberrand der Rippe eingestochen.

3

3.3 Anamnese

Wenn möglich, sollte eine Eigenanamnese des Patienten durchgeführt werden. Diese umfasst das Erfragen der Hauptbeschwerden, Vorerkrankungen, der aktuellen Medikation und Allergien (➤ Abb. 3.8). Aufgrund des Zeitfaktors muss die Eigenanamnese jedoch immer auf die relevanten Fragen beschränkt werden.

Auch die Befragung von Angehörigen bzw. anderen anwesenden Personen (z. B. bei Hausbesuch) ist sinnvoll, wenn der Eindruck besteht, dass der Patient die Lage nicht richtig einschätzt oder nicht (mehr) adäquat antworten kann (Fremdanamnese, ➤ Abb. 3.11).

Anamnestische Warnzeichen, die auf einen Notfall hinweisen:

- Trauma
- Symptome bestehen seit Kurzem
- Verschlechterung der Symptome in den letzten Stunden/Minuten
- Schmerzen
- Schmerzen sind dem Patienten noch nicht bekannt

Wenn nach der Anamnese der Eindruck entsteht, dass ein Notfall vorliegen könnte, müssen umgehend entsprechende Untersuchungen eingeleitet werden (z. B. Blutzuckermessung, ➤ Kap. 3.7).

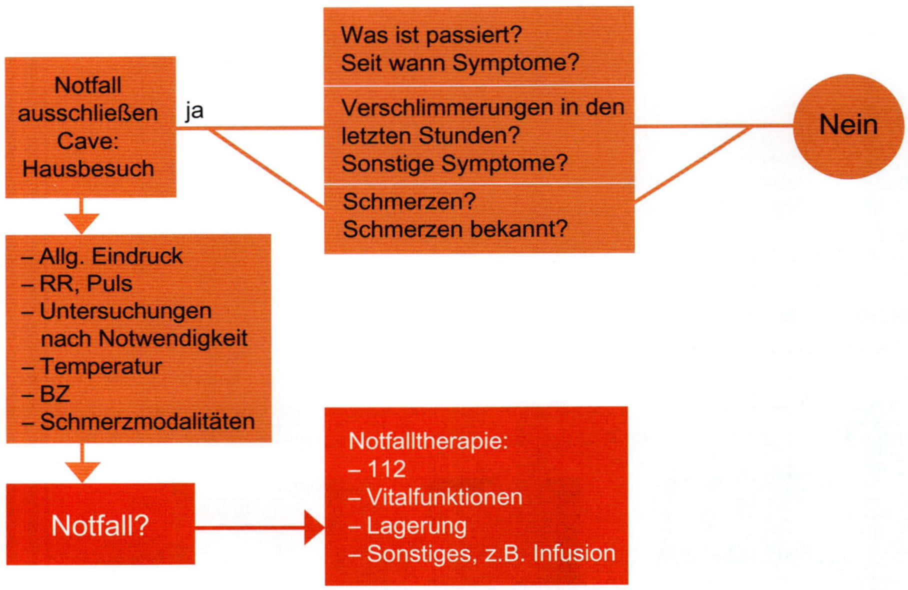

Abb. 3.8 Notfallthemen im üblichen Anamneseschema [O535]

3.4 Allgemeinzustand

Zum Notfallausschluss gehört neben der Anamnese auch die Erfassung des Allgemeinzustands des Patienten. Dabei muss die verbale und nonverbale Kommunikation des Patienten beachtet werden:

- Körperhaltung
- Mimik und Gestik
- Stimme
- Art und Weise, wie der Patient sich bewegt, verhält und denkt
- Orientierung nach Zeit, Ort und Person.

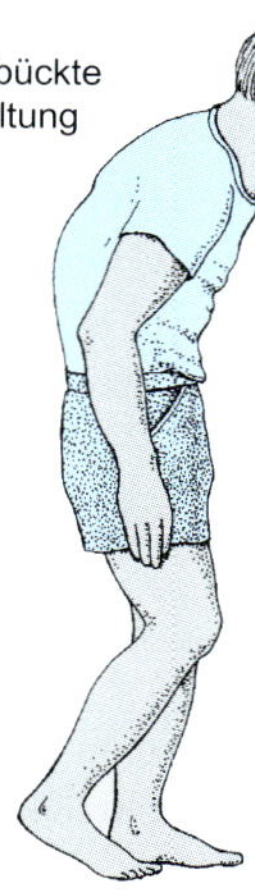

Abb. 3.9 Erscheinungsbild bei M. Parkinson. Ein typischer Notfall beim M. Parkinson ist die akinetische Krise. Hier kann es bei länger bestehender Erkrankung zu einer lebensbedrohlichen Akinese mit Schluckstörungen, massiver Exsikkose und Psychose kommen. Auslöser sind z. B. das Weglassen von Medikamenten oder Veränderungen der Medikation. [L190]

Ein schwer krank wirkender, in seiner Orientierung eingeschränkter Patient ist in der Regel ein Notfall (➤ Abb. 3.9).

3.5 Körperliche Untersuchung

Zum Ausschluss eines Notfalls sind auch manchmal Untersuchungen gefordert, die über die Kontrolle der Vitalfunktionen hinausgehen → Untersuchungen nach Notwendigkeit (Untersuchungen, die aufgrund der Angaben des Patienten erforderlich erscheinen). ➤ Tab. 3.3 zeigt sinnvolle Untersuchungen auf unterschiedliche Angaben des Patienten:

Tab. 3.3 Untersuchungen zum Ausschluss eines Notfalls.

Patient gibt an	Untersuchung zum Notfallausschluss
Bauchschmerzen	Inspektion, Auskultation und Palpation des Bauches, Auskultation von Herz und Lunge
Kopfschmerzen	Palpation von Schläfen und Bulbi, Meningismus-Prüfung
Thoraxschmerzen	Auskultation und Perkussion von Herz und Lunge
Beinschmerzen	Überprüfung der peripheren Pulse und Thrombosezeichen
Rückenschmerzen	Inspektion, Palpation und Auskultation des Bauches, Auskultation von Herz und Lungen

Beispiele für Notfälle, die mithilfe der erwähnten Untersuchungen als Verdachtsdiagnose ermittelt werden können, zeigt ➤ Tab. 3.4.

Tab. 3.4 Verdachtsdiagnosen.

Patient gibt an	Mögliche Notfälle
Bauchschmerz	Ileus, Cholezystitis, Divertikulitis, Appendizitis
Kopfschmerzen	Arteriitis temporalis, akuter Glaukomanfall, Meningitis
Thoraxschmerzen	Pneumothorax, Pneumonie mit Pleuritis
Beinschmerzen	Akuter Arterienverschluss, Phlebothrombose
Rückenschmerzen	Perforiertes Bauchaortenaneurysma, akute Pankreatitis

3.6 Ermittlung der Körpertemperatur

Das Vorhandensein von Fieber deutet auf einen Notfall/akutes Geschehen und/oder eine Infektionskrankheit hin. Folgendes ist bei der Körpertemperatur wichtig zu beachten:

1. Fieberhöhe: z. B. sehr hoch bei der thyreotoxischen Krise (➤ Kap. 6.1.6)
2. Temperatur im Verhältnis zum Puls: z. B. relative Tachykardie bei Herzinsuffizienz durch Myokarditis
3. Entwicklung der Körpertemperatur in den letzten Tagen: z. B. treppenförmiger Fieberanstieg beim Typhus abdominalis
4. Geschwindigkeit des Fieberanstiegs und Fieberabfalls: z. B. bei Fieberkrämpfen schneller Temperaturanstieg (➤ Kap. 15.1)
5. Verlauf des Fiebers/Fiebertyp: Es gibt verschiedene Fiebertypen, die Erkrankungen und möglichen Notfällen zugewiesen werden können. Dies zeigt ➤ Tab. 3.5.

Tab. 3.5 Fiebertypen.

Fiebertyp mit Erklärung	Krankheitsbeispiel	Notfallbezug (Komplikationen)
Kontinua-Fieber (Temperaturschwankungen an mehreren Tagen nicht mehr als 1 °C)	Typhus abdominalis	Akutes Abdomen
Remittierendes Fieber (Temperatur schwankt stärker und bleibt stets im pathologischen Bereich)	Sinusitis	Sinusthrombose
Intermittierendes Fieber (starke Temperaturschwankungen, jedoch Rückgang in den Normbereich)	Eitrige Infektionen	Sepsis
Relapsfieber (kurze Fieberzeiträume mit fieberlosen Intervallen von ein bis mehreren Tagen)	Malaria	Schock

3.7 Messung des Blutzuckers

Der Blutzucker (BZ, Glukose) wird bei jedem Patienten mit Bewusstseinsstörungen bestimmt, um Beschwerden aufgrund einer Hypoglykämie schnell ausschließen zu können. Gravierende Abweichungen vom normalen Blutzucker deuten auf einen Notfall hin. Es gelten folgende Nüchtern-BZ-Werte:

- Normoglykämisch: 60–100 mg/dl bzw. 4,4–5,6 mmol/l
- Hypoglykämisch: ≤ 60 mg/dl bzw. ≤ 4,4 mmol/l
- Abnormer Nüchtern-Blutzucker: 100–125 mg/dl bzw. 5,6–6,9 mmol/l
- Hyperglykämisch: ≥ 126 mg/dl bzw. ≥ 7,0 mmol/l

Die Umrechnung der Einheiten mg/dl und mmol/l kann nach folgenden Formeln erfolgen:

Exakte Formel	Vereinfachte Formel
mg/dl × 0,0555 = mmol/l	mg/dl ÷ 18 = mmol/l
mmol/l × 18,0182 = mg/dl	mmol/l × 18 = mg/dl

Der Blutzucker unterliegt hormonellen Einflüssen: Während das Insulin das wichtigste Hormon zur Blutzuckersenkung darstellt, sind an der Erhöhung des Blutzuckers mehrere Hormone beteiligt. Dies sind die sog. diabetogenen Hormone, die an unterschiedlichen Orten im Organismus gebildet werden (➤ Tab. 3.6).

Tab. 3.6 Diabetogene Hormone.

BZ-erhöhendes Hormon	Herkunftsort
Glukagon	Pankreas
Somatotropes Hormon (STH)	Hypophysenvorderlappen
Adrenalin	Nebennierenmark
Glukokortikoide	Nebennierenrinde

Der BZ wird mittels der elektronischen Blutzuckermessung mit einem Blutzuckermessgerät (Glucometer) bestimmt: Das Blut wird aus der Fingerbeere oder dem Ohrläppchen entnommen.

Vorgehen: Haut desinfizieren, mit Stechhilfe einstechen, ersten Blutstropfen verwerfen, zweiten Blutstropfen zur BZ-Bestimmung verwenden. Es ist auch möglich, das Blut aus dem Mandrin einer Venenverweilkanüle zu entnehmen (➤ Abb. 3.10). Vorteil: Patient muss nicht zweimal gestochen werden.

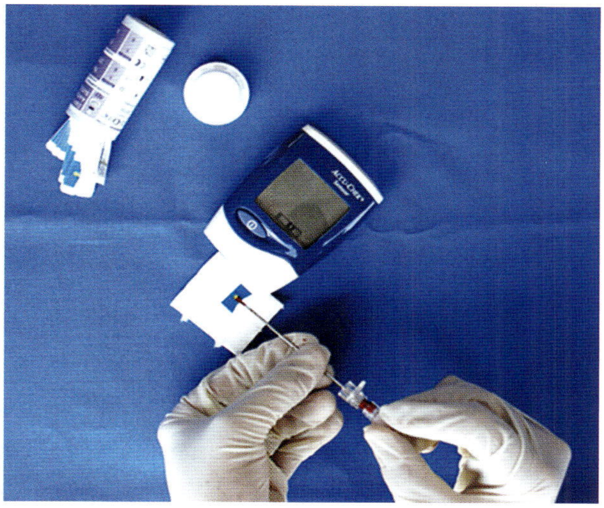

Abb. 3.10 Blutstropfengewinnung für BZ-Messung aus Mandrin [L241]

3.8 Ermittlung von Schmerzen

Die Erfragung von Schmerzen kann als eine Erweiterung der üblichen Anamnese zum Notfallausschluss gesehen werden (➤ Abb. 3.11); ggf. sind diese Fragen auch den Angehörigen zu stellen (Fremdanamnese).

Um die Art, den Charakter und die Ursache von Schmerzen zu ermitteln, eignen sich Fragen, die mit einem „W" beginnen (W-Fragen).

Beispiel: Der Patient gibt einen Thoraxschmerz an. Folgende Fragen können gestellt werden:

W-Fragen:

- Wo genau ist der Schmerz? Hinter dem Brustbein? In der linken oder rechten Brustkorbhälfte?
- Wohin strahlt der Schmerz aus?
- Was ist das für ein Schmerz? Beklemmend, ziehend, bohrend, stechend, brennend?
- Wann haben Sie diese Schmerzen? Nüchtern, nach dem Essen, nach Anstrengung?
- Seit wann besteht der Schmerz? Ist er konstant oder kommt er in Intervallen?
- Wie stark empfinden Sie den Schmerz auf einer Skala von 1–10?
- Wodurch verschlimmert sich der Schmerz und was macht ihn erträglicher?
- Warum haben Sie Schmerzen? Haben Sie eine Idee zur Ursache?

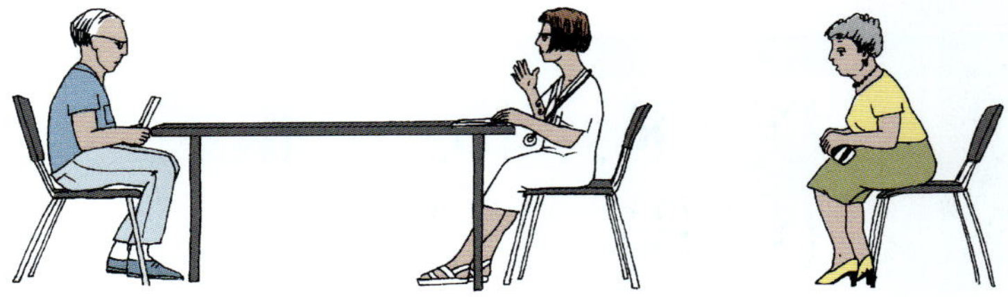

Eigenanamnese	Fremdanamnese
• **aktuelle Beschwerden** – Ort und Stärke – Beginn und Entwicklung – Begleiterscheinungen – Körperfunktionen • **Vorerkrankungen** • **Sozialanamnese** • **Familienanamnese**	wenn Eigenanamnese unmöglich oder nicht ausreichend, z.B. • bei Kindern • bei Bewusstlosigkeit/ Bewusstseinstrübung • bei psychiatrischen Patienten

Abb. 3.11 Die Elemente der Patientenanamnese (= Eigenanamnese) und Angehörigenanamnese (= Fremdanamnese). Eigen- und Fremdanamnese schließen einander nicht aus. Während bei Säuglingen oder Bewusstlosen nur eine Fremdanamnese möglich ist, sollten sich z. B. bei Patienten mit psychischen Störungen Eigen- und Fremdanamnese ergänzen. [A400]

KAPITEL

4 Die Kardiopulmonale Reanimation (CPR)

Cave

Ein Kreislaufstillstand von drei Minuten kann irreversible Hirnschäden nach sich ziehen. In solchen Situationen wird die Zeit zum kritischen Faktor.

Menschen, die nicht atmen (Kontrolle durch Sehen, Hören, Fühlen, ➤ Kap. 3.1.3), müssen **unverzüglich** wiederbelebt werden. Dies erfolgt mittels der sog. kardiopulmonalen Reanimation (CPR). Die CPR besteht aus den beiden Elementen Herzdruckmassage und Beatmung. Es darf keine Zeit durch Pulstasten, Auskultation oder Blutdruckmessung verloren werden!

Das vorliegende Kapitel beschreibt nun, wie eine CPR ohne und mit Hilfsmitteln durchgeführt wird.

4.1 Herzdruckmassage beim Erwachsenen

Die Herzdruckmassage ist das wichtigste Element der CPR.

Vorgehen:

1. Flachlagerung, Rücken auf harte Unterlage
2. Thorax frei machen
3. Atemwege freimachen (➤ Kap. 3.2)
4. Der linke Handballen wird auf die Mitte des Brustbeins gelegt, der rechte Handballen auf den Handrücken der linken Hand gelegt und die Finger verschränkt (bei Linkshändern alles umgekehrt) (➤ Abb. 4.1).
5. Der Thorax wird 4–5 cm mit gestreckten Armen 30-mal in senkrechter Position komprimiert (Frequenz: ca. 100/Min.).
6. Nach jeder Kompression muss der Thorax vollständig entlastet werden.
7. Nach 30 Herzdruckmassagen zweimal Atemspende (Ein- und Zweihelfermethode). Ausnahme: Gesichtsverletzungen und -blutungen (V. a. Schädel-Hirn-Trauma, ➤ Kap. 12.6): hier nur Herzdruckmassage. Bei mehreren Helfern nach ca. zwei Minuten wechseln.

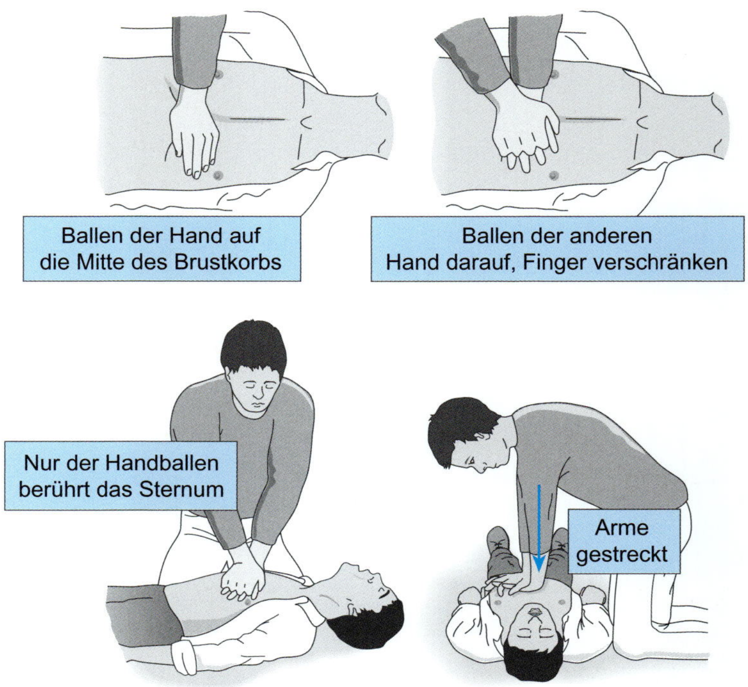

Abb. 4.1 Herzdruckmassage (HDM) [L157]

Komplikationen der Herzdruckmassage

- Rippenfrakturen mit evtl. Verletzung von Herz oder Lunge (z. B. Pneumothorax)
- Sternumfraktur
- Schäden von Leber und Milz
- Magenüberblähung

4.2 Beatmung beim Erwachsenen

Nach 30 Thoraxkompressionen werden zwei Beatmungen durchgeführt. Damit beträgt der Rhythmus der CPR: 30:2. Sie wird so lange durchgeführt, bis der Rettungsdienst eintrifft.

Voraussetzung:
- Beibehaltenes HTCL-Manöver (überstreckter Kopf, ➤ Kap. 3.2)
- Nase verschlossen bei Mund-zu-Mund Beatmung (➤ Abb. 4.2)
- Mund verschlossen bei Mund-zu-Nase-Beatmung, hier Eigenschutz beachten, z. B. in Form einer Mundmaske

Der Helfer beatmet den Patienten zweimal im Eigenrhythmus. Jeder Beatmungshub sollte etwa eine Sekunde andauern. Dabei gilt, dass die ausreichende Beatmung am sichtbaren Heben des Brustkorbes zu erkennen ist.
- Die Reanimation endet, wenn der Rettungsdienst eintrifft oder am Patienten Lebenszeichen erkennbar sind.
- Der Erfolg der Reanimation kann alle 60 Sek. überprüft werden (Carotispulskontrolle).
- Nach erfolgreicher Reanimation: stabile Seitenlage.

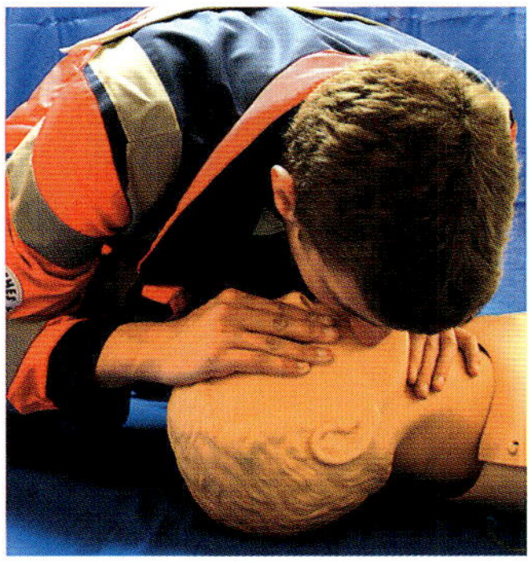

Abb. 4.2 Mund-zu-Mund-Beatmung [L241]

4.3 CPR bei Säuglingen und (Klein)Kindern

Die CPR bei Säuglingen und Kindern unterscheidet sich in Ablauf und Schwerpunkt von derjenigen beim Erwachsenen, da Kindernotfälle häufig respiratorische Notfälle sind. Daher wird bei Kindern zuerst das Beatmen und dann die Herzdruckmassage durchgeführt. Auch der Notruf wird erst nach ersten Wiederbelebungsversuchen getätigt.

Vorgehen

1. Atemkontrolle: Sehen, Hören, Fühlen
2. Fünf initiale Atemspenden (je kleiner das Kind, desto geringer ist der Beatmungsdruck):
   - Beim Säugling Hals nicht überstrecken, sondern nur das Kinn anheben („Schnüffelstellung"), Nase oder Mund nicht verschließen, sondern beides mit Mund umschließen (= Mund-zu-Mund-und Nase-Beatmung)
   - Bei Kindern Atemspende wie beim Erwachsenen
3. Kreislauf- und ggf. Pulskontrolle, Besonderheit: Beim Säugling wird der Puls an der A. brachialis (Arminnenseite), A. femoralis und ggf. an der Fontanelle getastet
4. Herzdruckmassage:
   - Druckpunkt liegt im unteren Sternumdrittel, bei Säuglingen nur mit Zeige- und Mittelfinger drücken (➤ Abb. 4.3), bei Kindern reicht der Druck mit einem Handballen, bei älteren Kindern wie beim Erwachsenen.
   - CPR-Rhythmus: Säuglinge 3:1, Kinder 15:2
5. Nach einer Minute CPR Notruf tätigen, falls Einhelfermethode.
6. Die Reanimation endet, wenn am Kind Lebenszeichen erkennbar sind oder der Rettungsdienst eintrifft. Der Erfolg der Reanimation kann alle 60 Sek. überprüft werden.
7. Lagerung bei erfolgreicher Reanimation, jedoch weiterhin Bewusstlosigkeit: Bauchlage (Kinder bis 4 Jahre), stabile Seitenlage (Kinder ab 4 Jahren).

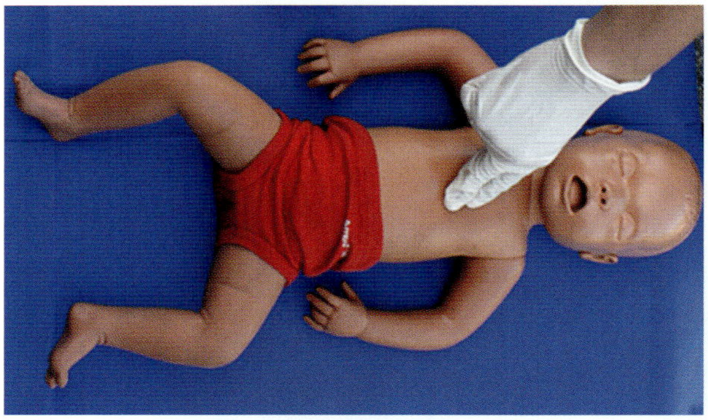

Abb. 4.3 Beim Säugling erfolgt die Herzdruckmassage nur mit Zeige- und Mittelfinger (2-Finger-Technik). [L241]

4.4 CPR mit Hilfsmitteln

4.4.1 Beatmungsbeutel mit Maske

Eine CPR kann auch mit Hilfsmitteln durchgeführt werden. Die Vorteile bestehen darin, dass die Wirksamkeit oft besser ist und der Selbstschutz (keine Infektionsgefahr) erhöht wird. Wenn der Heilpraktiker sich damit auskennt, sollte er die CPR mit Hilfsmitteln nutzen. Eine Verpflichtung dazu hat er nicht.

Vorgehen:

1. Kopf des Patienten leicht überstrecken („Schnüffelstellung")
2. Maske über Mund und Nase korrekt aufsetzen/anmodellieren (praktisches Training notwendig)
3. Maske mittels C-Griff festhalten: Daumen umfasst den Maskenkonus von oberhalb, Zeigefinger von unterhalb in Form eines „C". Die restlichen Finger ergreifen den Unterkiefer und heben ihn an, um ein Zurückfallen der Zunge zu verhindern (➤ Abb. 4.4)
4. Beatmungsbeutel komprimieren
5. Kontrolle, ob Beatmung wirksam ist, anhand der Thoraxexkursionen

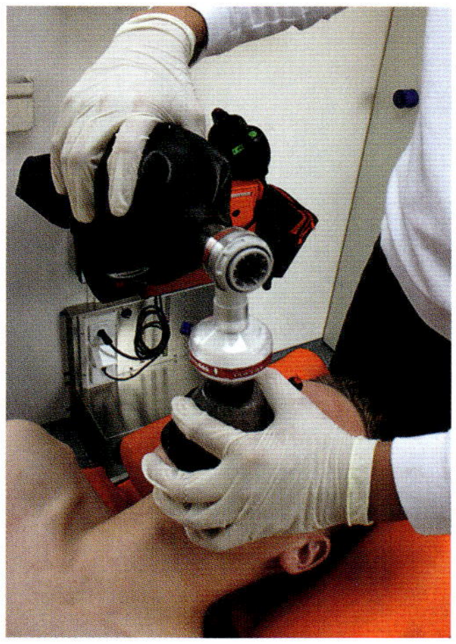

Abb. 4.4 Beutel-Maskenbeatmung mit C-Griff [L241]

4.4.2 Guedel-Tubus

Bei schwieriger Maskenbeatmung kann die Beatmung mit einem Guedel-Tubus (Oropharyngealtubus) erfolgen.

Vorgehen:

1. Esmarch-Handgriff
2. Einlegung des Guedel-Tubus in den Mund (praktisches Training notwendig), um Atemwege frei zu halten:
   - Zum Offenhalten der Atemwege bei bewusstlosen Patienten
   - Plastikrohr wird mit einer 180°-Drehung zum Rachen vorgeschoben
   - Der Tubus ist von gebogener Form, die Biegung entspricht der Unterkieferwölbung bei aufliegender Zunge
   - Guedel-Tuben sind in verschiedenen Größen verfügbar (z. B. Größe 1 Kinder, Größe 4 Erwachsene, ➤ Abb. 4.5), Größe wird durch Abmessung vom Ohrläppchen zum Mundwinkel festgelegt
3. Maske über Mund und Nase korrekt aufsetzen
4. Beatmungsbeutel komprimieren
5. Kontrolle, ob Beatmung wirksam ist, anhand der Thoraxexkursionen

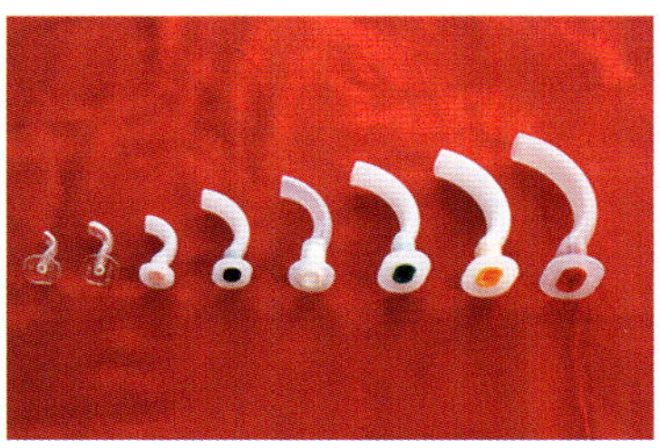

Abb. 4.5 Oropharyngealtuben verschiedener Größen [L241]

4.4.3 Automatisierte Externe Defibrillation (AED)

Durch die Defibrillation können Herzrhythmusstörungen wie Kammerflimmern, Kammerflattern und ventrikuläre Tachykardie (➤ Kap. 6.2.4) durchbrochen werden.

Automatisierte externe Defibrillatoren (➤ Abb. 4.6) leiten über Elektroden ein EKG ab, erkennen den Herzrhythmus und geben nur im Falle eines defibrillationspflichtigen Herzrhythmus einen Stromstoß ab. Zunehmend sind diese Geräte an öffentlichen Plätzen wie z. B. Flughäfen oder Polizeistationen verfügbar. Auch wenn die Geräte sich über Sprachprogramme selbst erklären, sollte ihr Gebrauch praktisch eintrainiert werden.

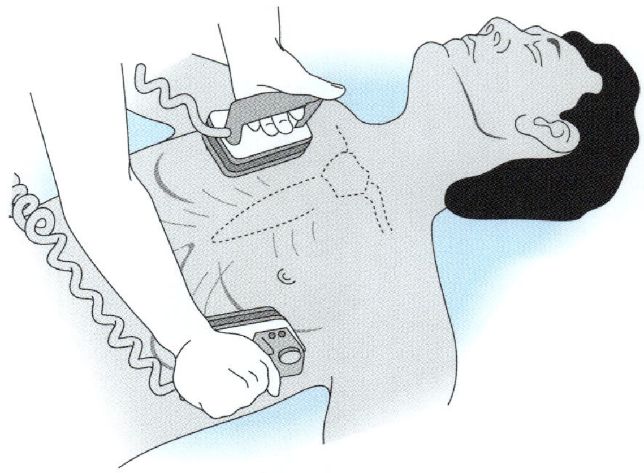

Abb. 4.6 Defibrillation [L190]

4.4.4 Defibrillation und ALS

Die Defibrillation zählt zu den fortgeschrittenen und erweiterten Maßnahmen im Rahmen der CPR. Sie ist in das System des sogenannten Advanced Life Support (ALS) eingebunden.

Zum ALS zählen in der erweiterten Notfallmedizin auch die Sicherung der Atemwege (z. B. über Intubation), das Legen von Zugängen und eine entsprechende Therapie mit Medikamenten unterschiedlicher Art.

KAPITEL

5 Schock

Unabhängig von der Ursache liegt bei einem Schock immer ein Missverhältnis zwischen „Angebot und Nachfrage“ vor:

- Angebot an Blut und Sauerstoff an den Körper bzw. seine inneren Organe
- Nachfrage des Körpers bzw. seiner inneren Organe nach Blut und Sauerstoff

Ein frühzeitiges Handeln des Heilpraktikers im Notfall kann verhindern, dass ein Schock eskaliert. Dies kann für den Patienten lebensrettend sein.

5.1 Pathomechanismus des Schocks

Beim Schock kommt es zum Abfall des Blutdrucks und zur Erhöhung der Herzfrequenz. Diese beiden Komponenten stehen im Mittelpunkt des Schockgeschehens. Sie kommen durch Vasodilatation und/oder durch Abfall des Herzminutenvolumens (HMV) zustande, wobei sich die Ursachen der Vasodilatation je nach Schockart unterscheiden (➤ Abb. 5.1).

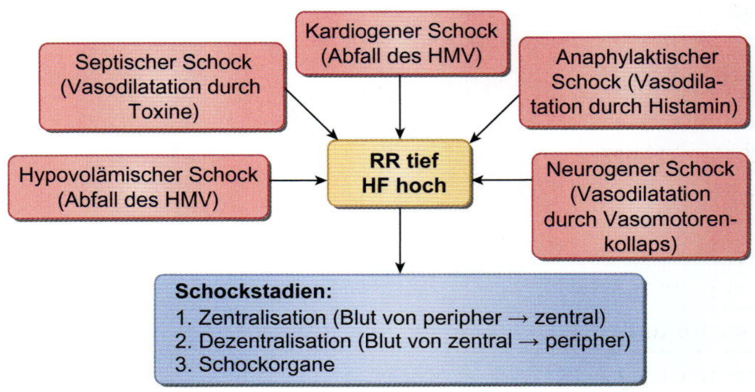

Abb. 5.1 Pathomechanismus des Schocks [L157]

Der Schock läuft typischerweise in drei Stadien ab: Die **Zentralisation** als erstes Stadium entspricht einem Kompensationsversuch. Sie ist ein sinnvolles Geschehen, das wie ein Notfallprogramm zu verstehen ist: Der Körper zentralisiert die vorhandenen Blutkapazitäten in die lebensnotwendigen Organe hinein. Die **Dezentralisation,** die das Stadium 2 kennzeichnet, ist eine Dekompensation des Herz-Kreislauf-Systems und Zeichen für das Versagen des Notfallprogramms. Im Stadium 3 führt das Versagen des Notfallprogramms zu sog. **Schockorganen,** was oftmals tödlich ist.

5.2 Anaphylaktischer Schock

Definition und Erklärungen

Der anaphylaktische Schock ist die schwerste und lebensbedrohlichste allergische Reaktion vom Soforttyp (Typ I). Es kommt zu folgender Pathophysiologie:

Allergieauslöser → erhöhte Ausschüttung von Histamin (➤ Abb. 5.2) → Vasodilatation → Kreislaufzentralisation.

Häufige **Allergieauslöser** sind:

- Medikamente
- Insektenstiche
- Nahrungsmittel

Häufig ist der Patient bekannter Allergiker.

Der Schockindex gibt Auskunft über den Schweregrad des Schocks.

R	• Haut- und Schleimhautreaktionen: Urtikaria, gerötete Haut, Juckreiz, Quincke-Ödem • Schocksymptome: Blutdruckabfall, Tachykardie • Dyspnoe, Bronchospasmus (Asthmaanfall), Larynxödem (Schwellung der Rachenschleimhaut) • Evtl. Panik/Angst
E	Emergency Call (Notruf)
S	Stabile Vitalfunktionen? Falls nicht: CPR
C	Schocklagerung, bei Dyspnoe Oberkörperhochlagerung
U	Fortlaufende und engmaschige Vitalzeichen- und Vigilanzkontrolle
E	• Unterbrechung der Allergenexposition, wenn durch Infusion/Medikament hervorgerufen → sofort stoppen, Zugang jedoch belassen • Adrenalin (Epinephrin 0,3 mg als Fertiginjektion i. m.), Glukokortikoid (Dexamethason 40 mg langsam i. v.), Antihistaminikum (Clemastin 0,05 mg/kg KG langsam i. v.) • Infusionstherapie mit NaCl-Lösung • Bei Dyspnoe Sauerstoffgabe (4–6 l/Min.) • Wärmezufuhr (Decke)

Cave

Die Gabe von Adrenalin erfolgt immer **vor** der Glukokortikoid-Applikation.

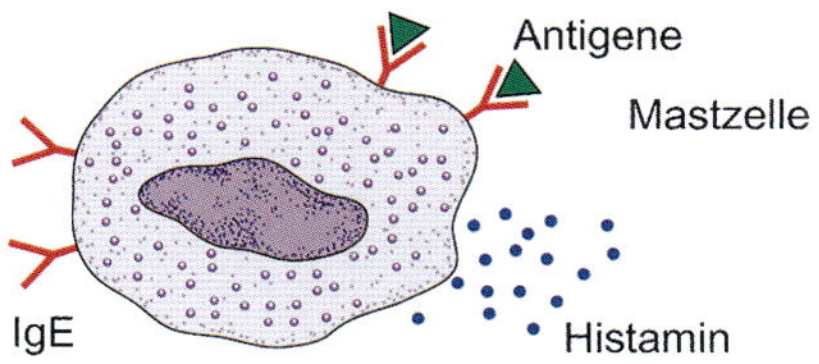

Abb. 5.2 IgE-tragende Mastzellen und basophile Granulozyten setzen nach Antigenbindung schlagartig große Mengen Histamin frei. [L190]

5.3 Kardiogener Schock

Definition und Erklärungen

Ein kardiogener Schock entsteht durch ein Herzversagen bzw. Pumpversagen infolge von:

- Herzinfarkt,
- dekompensierter Herzinsuffizienz,
- Lungenembolie,
- Myokarditis,
- Klappenfehler,
- hämodynamisch relevanten Herzrhythmusstörungen,
- Perikardtamponade.

Das Herzminutenvolumen sinkt, und es kommt zu den typischen Schocksymptomen (➤ Abb. 5.3).

R	• Beim Patienten ist eine der o. g. Erkrankungen oder Thromboseneigung bekannt. • Schocksymptome: Blutdruckabfall, Tachykardie • Gestaute Hals- und Unterzungenvenen • Feuchte Rasselgeräusche über der Lunge, Dyspnoe • Vigilanzstörungen bis zur Bewusstlosigkeit
E	Emergency Call (Notruf)
S	Stabile Vitalfunktionen? Falls nicht: CPR
C	Lagerung mit erhöhtem Oberkörper (atypische Schocklagerung)
U	Fortlaufende und engmaschige Vitalzeichen- und Vigilanzkontrolle, bei Herzinfarkt kann Kammerflimmern und Herzstillstand auftreten.
E	• Patienten beruhigen • Venösen Zugang legen • Keine Volumengabe, nur Zugang offen halten (wenige Tropfen/Minute oder Mandrin) • Sauerstoffgabe 4–8 l/Min.

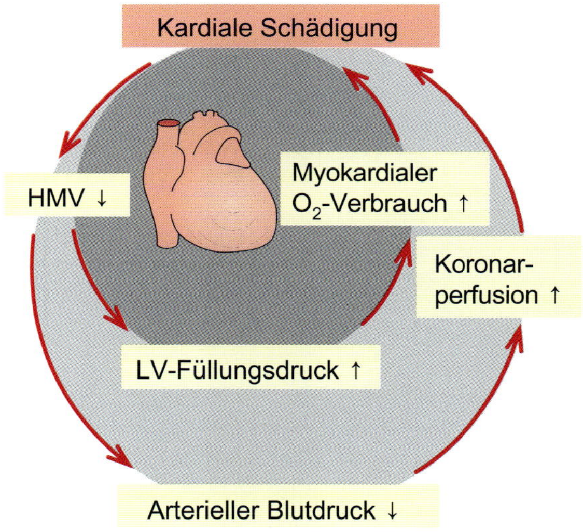

Abb. 5.3 Pathogenese des kardiogenen Schocks. HMV = Herzminutenvolumen, LV = linksventrikulär [L157]

5.4 Hypovolämischer Schock

Definition und Erklärungen

Ursache ist ein intravasaler Volumenmangel unterschiedlicher Genese:
- Hämorrhagischer Schock durch Blutverlust (äußere Blutungen bei Trauma oder innere Blutungen, z. B. gastrointestinale Blutung, ➤ Abb. 5.4)
- Plasmaverlust bei Verbrennungen
- Flüssigkeitsverlust (Polyurie, Erbrechen, Diarrhö, Flüssigkeitssequestration z. B. bei Aszites)

R	• Sichtbare Verletzungen/Blutungen • Starkes Erbrechen oder Diarrhö • Verbrennungen **Symptome:** • Starker Durst, Oligurie • Feucht-kühle, blasse Haut • Kollabierte Halsvenen • Schocksymptome: Tachykardie, Blutdruckabfall • Vigilanzstörungen bis zur Bewusstlosigkeit
E	Emergency Call (Notruf)
S	Stabile Vitalfunktionen? Falls nicht: CPR
C	• Schocklage, solange der Patient bei Bewusstsein ist • Relative Kontraindikationen für die Schocklage bei einem hypovolämischen Schock bestehen bei Verletzungen an Kopf, Thorax, Wirbelsäule und im Bauch- und Beckenbereich. In diesen Fällen erfolgt die Lagerung wie in ➤ Kap. 2.1.4 beschrieben. • Bei Bewusstlosigkeit stabile Seitenlage
U	Fortlaufende und engmaschige Vitalzeichen- und Vigilanzkontrolle
E	• Großvolumige venöse Zugänge legen, rasche Volumenzufuhr mit NaCl-Lösung • Sichtbare Blutungen stillen • Wärmezufuhr (Decke)

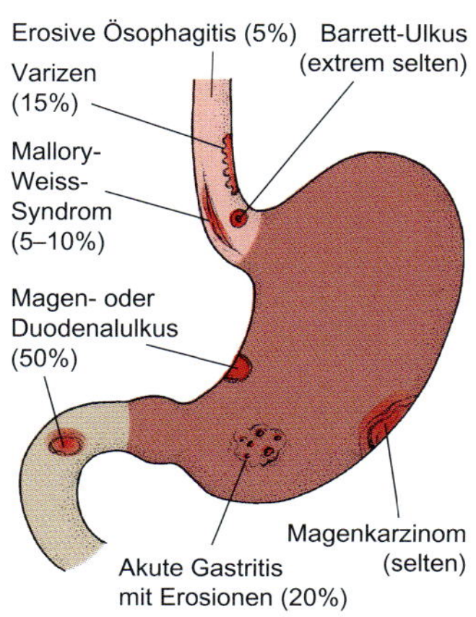

Abb. 5.4 Blutungsquellen im Gastrointestinaltrakt können zum hypovolämischen Schock führen. [L157]

5

5.5 Neurogener Schock

Definition und Erklärungen

Beim diesem Schock kommt es zu neurogen bedingten Störungen der Vasomotorenfunktion. Folgende Pathophysiologie läuft ab:

Neurologische Schädigung → Vasomotorenversagen → Gefäßtonus erniedrigt mit Vasodilatation der Gefäße und gestörter Kreislaufregulation → relative Hypovolämie

Ursachen:

- Hirnstammschädigung (z. B. Schädel-Hirn-Trauma)
- Rückenmarkstrauma (z. B. Querschnittläsion oberhalb Th_5, Spinalanästhesie)
- Intoxikationen (z. B. Barbiturate)

R	Verletzung der Wirbelsäule, des Rückenmarks oder Schädel-Hirn-Trauma (z. B. Unfall?) **Symptome:** • Vigilanzstörungen bis zur Bewusstlosigkeit • Haut ist warm und schweißig • Bradykardie durch Überwiegen der Aktivität des parasympathischen Systems • Neurologische Ausfälle (z. B. fehlende Reflexe, Lähmungen oder Sensibilitätsstörungen) bei Rückenmarksläsionen
E	Emergency Call (Notruf)
S	Stabile Vitalfunktionen? Falls nicht: CPR
C	Bei Hinweisen auf Verletzung der Wirbelsäule darf der Patient nicht bewegt werden, ansonsten Schocklage, bei Bewusstlosigkeit stabile Seitenlage
U	• Fortlaufende und engmaschige Vitalzeichen- und Vigilanzkontrolle • Bei Intoxikation verstärkt auf Atmung achten, Gefahr der Atemdepression und Aspiration
E	• Venösen Zugang legen, Volumenzufuhr mit NaCl-Lösung • Sauerstoffgabe 4–6 l/Min.

5.6 Septischer Schock

Definition und Erklärungen

Für einen septischen Schock sind ursächlich Bakterientoxine verantwortlich (> Abb. 5.5) mit nachfolgender Vasodilatation.

Patienten mit Grunderkrankungen wie Diabetes mellitus, Karzinomerkrankung, Niereninsuffizienz (insbesondere Dialysepatienten) sind in ihrer Immunabwehr geschwächt und somit besonders gefährdet, eine Sepsis zu entwickeln.

Eine fulminante Verlaufsform ist das Waterhouse-Friderichsen-Syndrom bei Meningokokkensepsis mit bilateraler Nebennierenblutung, petechialen Hautblutungen und Verbrauchskoagulopathie.

R	• Bekannte Abwehrschwäche • Hohes Fieber mit Schüttelfrost • Haut ist zunächst gut durchblutet, wird dann zyanotisch und kaltschweißig • Petechien • Schocksymptome: Tachykardie, Blutdruckabfall • Vigilanzstörungen bis zur Bewusstlosigkeit
E	Emergency Call (Notruf)
S	Stabile Vitalfunktionen? Falls nicht: CPR
C	Schocklage
U	Fortlaufende und engmaschige Vitalzeichen- und Vigilanzkontrolle
E	• Patienten beruhigen • Venösen Zugang legen, Volumenzufuhr mit NaCl-Lösung • Sauerstoffgabe

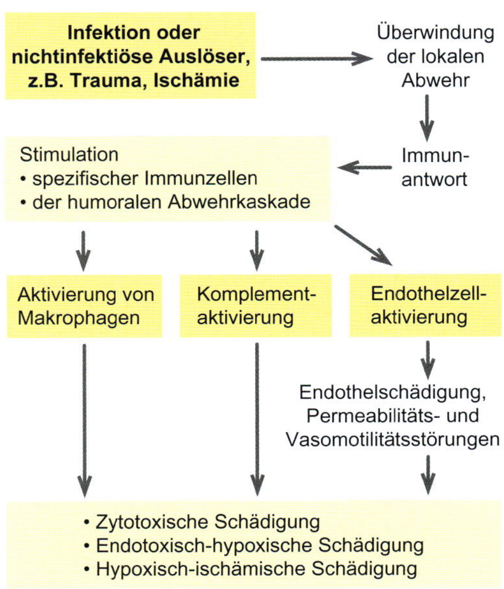

Abb. 5.5 Pathogenese der Sepsis (stark vereinfacht) [L157]

KAPITEL

6 Bewusstseinsstörungen

6.1 Koma

Ein Koma ist eine länger anhaltende, tiefe Bewusstlosigkeit und ist als solche die schwerste Form der sog. quantitativen Bewusstseinsstörungen (➤ Kap. 3.1.1). Die Patienten reagieren nicht mehr auf Ansprechen oder Schmerzreize. Vom Koma abzugrenzen sind die kurzzeitigen Bewusstseinsverluste (umgangssprachlich Kollaps oder Ohnmacht genannt), die sich nicht nur in der Zeitdimension unterscheiden, sondern auch in der Reagibilität der Patienten: Diese wachen nämlich durch Ansprechen/Schmerzreize auf oder reagieren in irgendeiner anderen Form (z. B. Abwehrbewegungen). Daraus folgt, dass Patienten im Koma in die stabile Seitenlage gehören und ohnmächtige Patienten eben nicht (korrekte Lagerung je nach Ursache der Ohnmacht, in vielen Fällen die Schocklage).

6.1.1 Hyperglykämisches Koma

Definition und Erklärungen

Es handelt sich um ein Überzuckerungskoma im Rahmen eines Diabetes mellitus, das häufig auf Ernährungs- oder Dosierungsfehler zurückzuführen ist.
Bei Blutzuckerwerten über 300 mg/dl kann mit einem Koma gerechnet werden. Ursache ist ein absoluter oder relativer Insulinmangel. Pathophysiologisch wird das hyperosmolare (Exsikkose) vom ketoazidotischen (Anstieg saurer Ketonkörper mit Ketoazidose) hyperglykämischen Koma unterschieden (➤ Abb. 6.1).

Cave
Gerade ältere Menschen neigen dazu, aus Angst vor Unterzuckerung häufig Zuckerhaltiges zu sich zu nehmen.

Aufgrund der Restinsulinbildungskapazität wird das hyperosmolare Koma eher beim Typ-2-Diabetes angetroffen. Entsprechend findet man die ketoazidotische Form eher beim Typ-1-Diabetespatienten.

Cave
Die Applikation von Insulin ist dem Notarzt vorbehalten!

R	**Zeichen der Exsikkose:** • trockene Haut, weiche Augenbulbi, stärker bei hyperosmolarer Form vorzufinden • Schocksymptome: Tachykardie, Blutdruckabfall • DD: hypovolämischer Schock (hier jedoch feuchte Haut) **Zeichen der Stoffwechselentgleisung:** • Azetongeruch der Atemluft und der Haut, stärker bei ketoazidotischer Form vorzufinden • Kussmaul-Atmung (schnelle, tiefe Atmung, bei der vermehrt Kohlendioxid abgeatmet wird) • Wichtigster Punkt zur richtigen Einschätzung: Blutzuckermessung (➤ Kap. 3.7)
E	Emergency Call (Notruf)
S	Stabile Vitalfunktionen? Falls nicht: CPR
C	Stabile Seitenlage
U	Selbst extrem starke Hyperglykämien führen selten zur akuten Lebensbedrohung. Bei unklarem diabetischem Koma sollte daher Glukose gegeben werden und dessen Wirkung abgewartet werden. Glukosegabe bei hyperglykämischem Koma ist meist ohne Folgen, beim hypoglykämischen Koma kann es lebensrettend sein.
E	Venösen Zugang schaffen, schnelle Infusion von NaCl-Lösung. Keine Gabe von Insulin, da es der Verschreibungspflicht unterliegt und rasch zu gefährlichen Hypoglykämien führen kann.

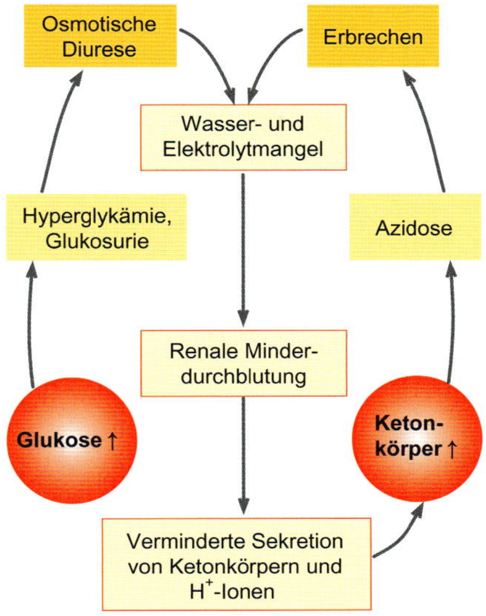

Abb. 6.1 Pathophysiologie eines ketoazidotischen Komas [L157]

6.1.2 Hypoglykämisches Koma

Definition und Erklärungen

Dies ist ein Koma, das durch eine Unterzuckerung des Blutes entsteht. Mit einer Bewusstlosigkeit kann bei Werten unter 40 mg/dl gerechnet werden. Eine Bewusstlosigkeit durch eine Hypoglykämie entwickelt sich rascher als durch eine Hyperglykämie.

Alkohol hemmt die Glukoneogenese sowohl beim Diabetiker als auch beim Nicht-Diabetiker, sodass nach Alkoholexzessen Hypoglykämien zu erwarten sind.

R	**Vegetative und Schocksymptome** (➤ Abb. 6.2): • Kaltschweißige, blasse Haut • Heißhunger • Tachykardie, Blutdruck nicht immer aussagekräftig • Zittern und Schwächegefühl • Übelkeit und Erbrechen • Mydriasis **Symptome des Glukosemangels am Nervensystem** (➤ Abb. 6.2) • Psychische Symptome vor dem Koma (Unruhe → Aggression → Apathie) • Neurologische Symptome vor dem Koma (Doppelbilder-Sehen, Koordinationsstörungen) • Hyperreflexie • Neigung zu Krampfanfällen • DD: Tetanie, Epilepsie • Wichtig zur Beurteilung eines Komas beim Diabetiker: Blutzuckermessung (➤ Kap. 3.7)
E	Emergency Call (Notruf)
S	Stabile Vitalfunktionen? Falls nicht: CPR
C	Stabile Seitenlage
U	Im Gegensatz zur Hyperglykämie ist die Hypoglykämie lebensbedrohlich, sodass eine ständige Überwachung des Patienten notwendig ist.
E	• Venöser Zugang, Infusionstherapie mit NaCl-Lösung • Wenn der Patient nicht bewusstlos ist, dann Gabe von Traubenzucker oral. • I. v. Injektion von einer Ampulle Glukose, 40 %

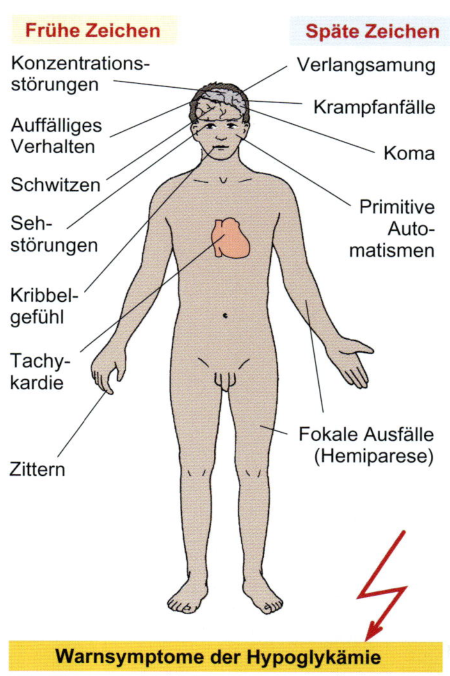

Abb. 6.2 Warnsymptome einer Hypoglykämie [L157]

6.1.3 Hepatisches Koma

Definition und Erklärungen

Das hepatische Koma ist ein Koma, das infolge eines Leberschadens entsteht. Es ist die schwerste Form der Gehirnschädigung infolge eines Leberschadens (hepatische Enzephalopathie, ➤ Abb. 6.3).

Ursachen

- Akutes Leberversagen (Leberzerfallskoma) bei fulminanter Hepatitis, Hepatotoxine (Knollenblätterpilz, Drogen, Paracetamol-Intoxikation)
- Chronisches Leberversagen (Leberausfallkoma, Ammoniakintoxikation über portokavale Shunts) bei chronischer Hepatitis, Leberzirrhose, Leberzellkarzinom

R	• Ikterus • Neurologische Symptome: Asterixis, zunehmende Schläfrigkeit bis Koma • Atemluft riecht nach Kot oder frischer Leber (Foetor hepaticus) Bei Knollenblätterpilzvergiftung: Fremdanamnestische Information, dass der Patient etwa 12 Stunden nach Pilzgenuss mit Durchfall und Erbrechen reagiert hat (Verwechslung des Knollenblätterpilzes mit dem Wiesenchampignon)
E	Emergency Call (Notruf)
S	Stabile Vitalfunktionen? Falls nicht: CPR
C	Stabile Seitenlage
U	Leberkoma ist lebensgefährlich → engmaschige Überwachung der Vitalfunktionen
E	Venösen Zugang schaffen

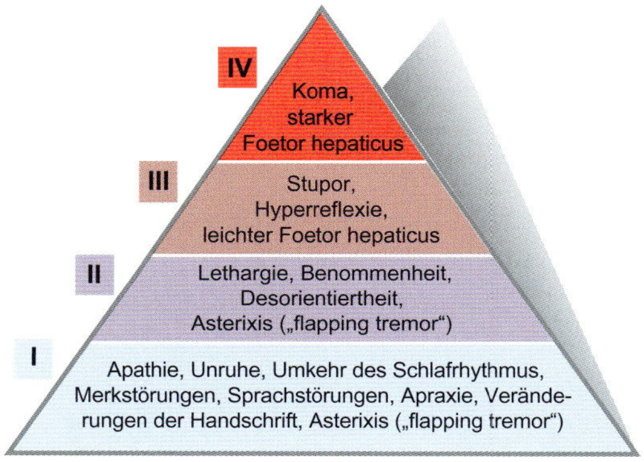

Abb. 6.3 Stadien der hepatischen Enzephalopathie [L157]

6.1.4 Urämisches Koma

Definition und Erklärungen

Das urämische Koma ist ein Koma, das im Rahmen einer Urämie entsteht.

Eine insuffiziente Niere (➤ Abb. 6.4) ist zunehmend nicht in der Lage, harnpflichtige Substanzen (Harnstoff, Harnsäure und Kreatinin) auszuscheiden. Folgen sind daher im Endstadium:
- Koma
- vermehrte Blutungsneigung (hämorrhagische Diathese)

Die mangelnde Ausscheidungsfunktion der Niere bedingt:
- Ödeme
- Hypertonie
- metabolische Azidose

R	• „Schmutziges" Hautkolorit: blass-gelblich-braun-graue Untertöne • Atemluft (Foetor uraemicus) und Haut riechen nach Urin • Hypertonie • Perikardreiben, Perikarderguss • Evtl. Kratzspuren (wegen Pruritus bei Nierenerkrankung) • Ödeme, Lungenstauung, Kussmaul-Atmung • Blutungsneigung **Fremdanamnese:** • Patient ist bereits seit Jahren chronisch nierenkrank • Vor kurzem akute Nierenerkrankung (z. B. akute Glomerulonephritis)
E	Emergency Call (Notruf)
S	Stabile Vitalfunktionen? Falls nicht: CPR
C	Stabile Seitenlage
U	Engmaschige Überwachung des Patienten
E	Venösen Zugang schaffen, jedoch keine Gabe von Volumen, da der Patient überwässert ist, Notwendigkeit einer Dialyse, u. U. einer Nierentransplantation

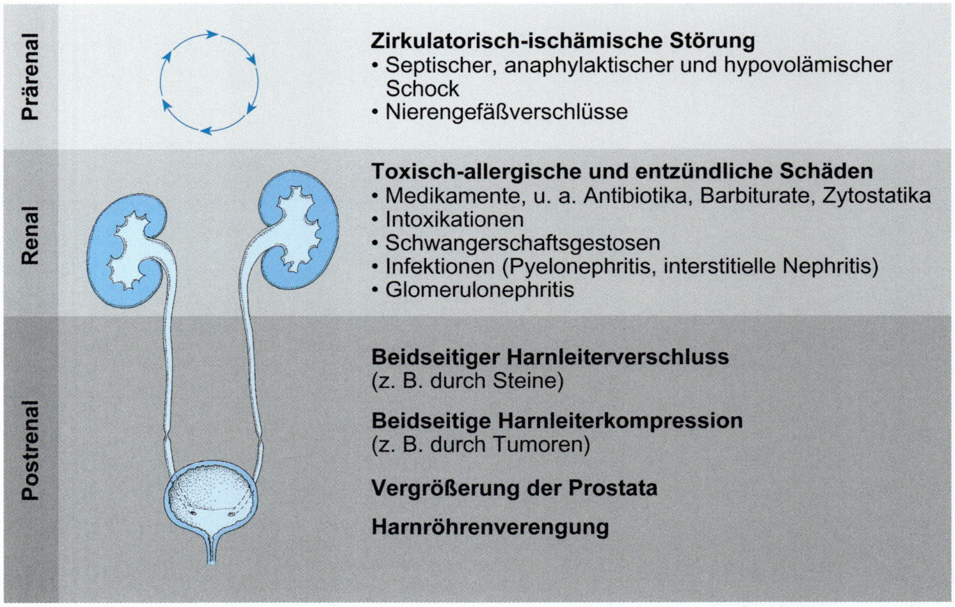

Abb. 6.4 Das akute Nierenversagen wird überwiegend nicht primär durch renale Erkrankungen verursacht: In 80 % der Fälle ist die Ursache prärenal, in 10 % der Fälle postrenal. [L190]

6.1.5 Addison-Krise (akute Nebennierenrindeninsuffizienz)

Definition und Erklärungen

Bei der Addison-Krise kommt es zur Eskalation einer Addison-Krankheit.
Pathophysiologie:
Ausfall der Mineralokortikoide:
- Hyperkaliämie → Bradykardie
- Hyponatriämie → Hypotonie, Salzhunger
- Hypovolämie → Hypotonie, Schwindel, Schwäche
- Azidose → Kussmaul-Atmung

Ausfall der Kortikosteroide:
- Hypoglykämie → Hunger, Nervosität, Koma
- Vermehrte Ausschüttung von ACTH und MSH → bronzefarbene Haut (➤ Abb. 6.5)

R	Entsprechend der Pathophysiologie: • Hypotonie und Tachykardie → Schock • Exsikkose • Kussmaul-Atmung • Hypoglykämie bis zum hypoglykämischen Koma • Bronzefarbene Haut
E	Emergency Call (Notruf)
S	Stabile Vitalfunktionen? Falls nicht: CPR
C	Stabile Seitenlage
U	Die Addison-Krise vereinigt zwei Notfälle miteinander: Schock plus Hypoglykämie → entsprechende engmaschige Überwachung des Patienten wichtig.
E	Venösen Zugang legen: Schnelle Infusionstherapie mit NaCl-Lösung, Glukose

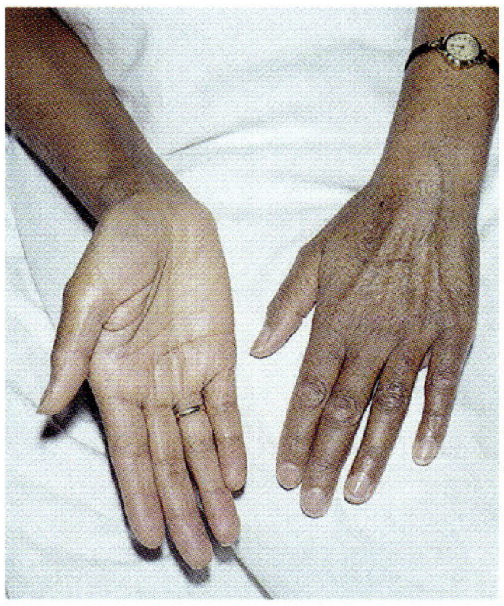

Abb. 6.5 Bronzefarbene Haut ist besonders an sonnenexponierten Hautarealen und den Handinnenlinien zu sehen. [T212]

6.1.6 Thyreotoxische Krise (thyreotoxisches Koma)

Definition und Erklärungen

Hierbei handelt es sich um eine akute und lebensbedrohliche Verschlechterung einer Hyperthyreose; v. a. bei diagnostischer oder therapeutischer Jodzufuhr (z. B. jodhaltiges Kontrastmittel, Radiojodtherapie) oder schlecht eingestellter Hyperthyreose. Die extreme Überfunktion der Schilddrüse führt zu einer extremen Erhöhung des Grundumsatzes mit den entsprechenden Folgen (z. B. hohes Fieber, Tachykardie, ➤ Abb. 6.6).

R	• Feucht-rote Haut • Fieber bis 41 °C → Schwitzen, Exsikkose • Tachykardie, Arrhythmie • Tremor, Agitiertheit • Vigilanzstörungen bis zum Koma
E	Emergency Call (Notruf)
S	Stabile Vitalfunktionen? Falls nicht: CPR
C	Stabile Seitenlage
U	Eine thyreotoxische Krise kann zum kompletten Zusammenbruch des Herz-Kreislauf-Systems mit Koma führen; entsprechend engmaschige Überwachung des Patienten wichtig.
E	Schnell venösen Zugang schaffen: Infusionstherapie bei Hypotonie

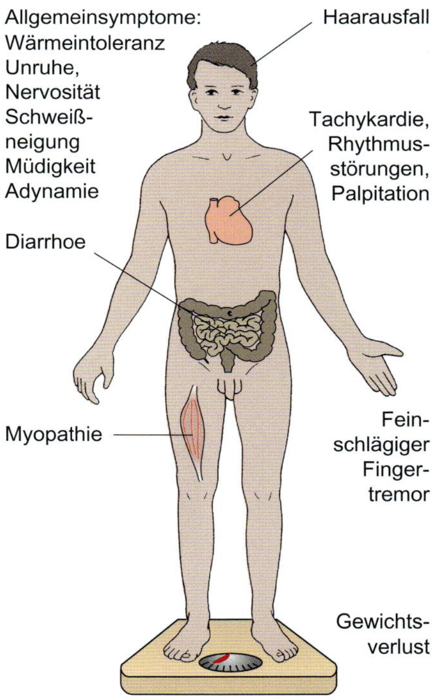

Abb. 6.6 Symptome einer Hyperthyreose [L157]

6.1.7 Myxödemkoma

Definition und Erklärungen

Das Myxödemkoma ist ein Koma, das im Rahmen einer entgleisten Hypothyreose entsteht. Damit ist sie das Gegenstück zur thyreotoxischen Krise.

Extreme Unterfunktion der Schilddrüse → Erniedrigung des Grundumsatzes mit entsprechenden Symptomen (z. B. niedrige Körpertemperatur, Bradykardie).

Typische Auslöser:
- Einnahme von Medikamenten, insbesondere Beruhigungsmittel
- Stress
- Kälte
- Heftig verlaufende Infektionskrankheiten

R	• Hypoventilation mit Hypoxie/Hyperkapnie, evtl. CO_2-Narkose • Bradykardie, Hypotonie • Hypothermie • Hypoglykämie • Hyporeflexie • Bewusstseinsstörungen • Generalisiertes Myxödem erkennbar
E	Emergency Call (Notruf)
S	Stabile Vitalfunktionen? Falls nicht: CPR
C	Stabile Seitenlage
U	Engmaschige Kontrolle der Vitalfunktionen wichtig, insbesondere ist auf Atmung und Entwicklung eines hypoglykämischen Schocks zu achten.
E	• Venösen Zugang schaffen, Infusionstherapie mit NaCl-Lösung • Bei drohender Hypoglykämie Glukosegabe • Patienten zudecken und warm halten

Cave

Ein Myxödemkoma ist zwar selten, hat aber eine hohe Letalität.

6.2 Kurzzeitiger Bewusstseinsverlust

6.2.1 Vasovagale Synkope

Definition und Erklärungen

Cave
Häufig sind ältere Menschen betroffen.

Hierbei kommt es zu einem kurzzeitigen Bewusstseinsverlust im Rahmen einer überschießenden vagalen Reaktion (erhöhter Vagotonus, ➢ Abb. 6.7).

Pathophysiologie:

Erhöhter Vagotonus → Blutdruckabfall (durch Vasodilatation) und Bradykardie → kurzzeitige Minderdurchblutung des Gehirns → Synkope

Vasovagale Synkopen zählen zu den funktionellen Kreislaufstörungen, deren Ursache zumeist auf emotionale/psychische Einflüsse wie Aufregung, Unfall, Erschrecken oder Schmerzen zurückzuführen ist.

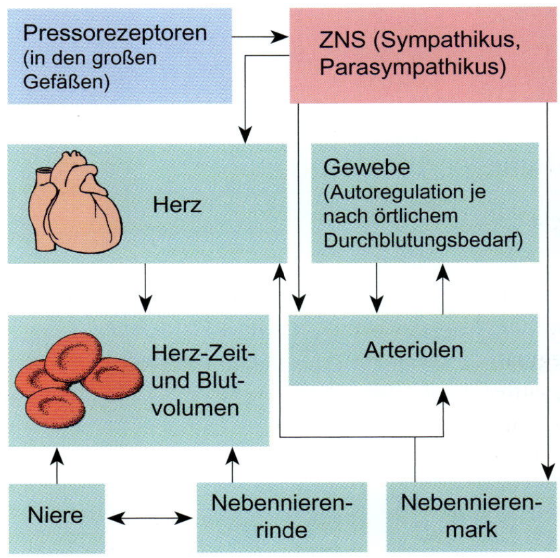

Abb. 6.7 Das ZNS steuert den Blutdruck nicht nur auf dem Nervenweg, sondern nimmt auch indirekt über das Nebennierenmark Einfluss. Dort werden Hormone freigesetzt (z. B. Adrenalin), die über die Gefäßweite den Blutdruck variieren können. Die Nebennierenrinde und die Niere beeinflussen den Blutdruck v. a. über das Blutvolumen. Die Nebennierenrinde wirkt hauptsächlich über das Hormon Aldosteron, die Niere v. a. über das Hormon Renin. Bei der vasovagalen Synkope kommt es zu einer Störung der Blutdruckregulation in Form einer überschießenden Vagusreaktion. [L190]

R	• Bradykardie (fadenförmiger Puls) mit Hypotonie Typische Symptome unmittelbar vor der Synkope: • Schwindel • „Schwarzwerden“ vor Augen • Blässe
E	Bei anhaltender Bewusstlosigkeit: Emergency Call (Notruf)
S	Stabile Vitalfunktionen? Falls nicht: CPR
C	Schocklage
U	Beobachtung der Vitalfunktionen. Meist kommt der Patient schnell wieder zu sich → Beendigung der Schocklage, falls nicht → Notruf. Wird der Patient auf dem Boden liegend vorgefunden, muss er genau auf Verletzungen durch den Sturz untersucht werden.
E	• Gegebenenfalls venösen Zugang schaffen, Infusionstherapie mit NaCl-Lösung • Gabe von Korodin® Herz-Kreislauftropfen: im Abstand von 15 min 5–10 Tropfen bis Verbesserung eingetreten ist bzw. der Notarzt kommt (jedoch insgesamt nicht mehr als 75 Tropfen). • Für frische Luft sorgen und ggf. Gabe von Sauerstoff

6.2.2 Orthostatische Regulationsstörung

Definition und Erklärungen

Eine orthostatische Regulationsstörung ist ein Versagen der orthostatischen Regulation mit der möglichen Folge eines kurzzeitigen Bewusstseinsverlusts.

Orthostatische Regulation: Mechanismus zur Blutdruckregulation beim Wechsel von der liegenden/sitzenden zur aufrechten Körperposition (ortho = griechisch = aufrecht).

Bei der orthostatischen Regulationsstörung kommt es zum Blutdruckabfall nach dem Aufstehen. Ursache ist ein Versacken des venösen Blutes in den Beinen und im Bauchraum mit einer zerebralen Minderdurchblutung.

Die orthostatische Regulationsstörung zählt wie die vasovagale Synkope zu den funktionellen Kreislaufstörungen, die man häufig auch beim älteren Menschen vorfindet.

R	Typische Symptome unmittelbar vor der Synkope: • Schwindel • „Schwarzwerden“ vor Augen • Blässe Reaktiv kommt es kurzzeitig zu Tachykardie und Blutdruckanstieg.
E	Bei anhaltender Bewusstlosigkeit: Emergency Call (Notruf)
S	Stabile Vitalfunktionen sind in der Regel vorhanden, falls nicht: CPR
C	Schocklage
U	Beobachtung der Vitalfunktionen. Meist kommt der Patient schnell wieder zu sich → Beendigung der Schocklage, falls nicht → Notruf. Wird der Patient auf dem Boden liegend vorgefunden, muss er genau auf Verletzungen durch den Sturz untersucht werden.
E	• Gegebenenfalls venösen Zugang schaffen, Infusionstherapie mit NaCl-Lösung • Gabe von Korodin® Herz-Kreislauftropfen: im Abstand von 15 min 5–10 Tropfen bis Verbesserung eingetreten ist bzw. der Notarzt kommt (jedoch insgesamt nicht mehr als 75 Tropfen). • Für frische Luft sorgen und ggf. Gabe von Sauerstoff

6.2.3 TIA (transitorische ischämische Attacke)

Definition und Erklärungen

Cave
Ältere Menschen sind besonders gefährdet.

Cave
Eine TIA ist häufig Vorbote eines Schlaganfalls, daher ist auch nach Verschwinden der Symptome eine Abklärung erforderlich!

Hierbei kommt es zu einer vorübergehenden Durchblutungsstörung des Gehirns (transitorisch = vorübergehend, Ischämie = Durchblutungsstörung) meist aufgrund arteriosklerotischer Gefäßveränderungen der hirnversorgenden Gefäße (v. a. A. carotis).
Folge: neurologische Symptome.

Die TIA ist definitionsgemäß an ein vollständiges Verschwinden der Symptome innerhalb von 24 Stunden gebunden. Dauert die Durchblutungsstörung länger an, kann es zum ischämischen Insult kommen (➤ Abb. 6.8).

R	Neurologische Symptome richten sich nach Ort der Ischämie; häufig sind: • Arm- oder Beinschwäche • Kurzzeitige Bewusstlosigkeit • Schwindel • Schluckstörungen • Sprachstörungen • Sehstörungen, z. B. vorübergehende Erblindung (meist nur Sekunden bis Minuten und auch nur einseitig, Amaurosis fugax)
E	Emergency Call (Notruf)
S	Stabile Vitalfunktionen? Falls nicht: CPR
C	Schocklage
U	Symptome einer TIA verschwinden häufig innerhalb von 10 Minuten, maximal jedoch nach 24 Stunden.
E	Venösen Zugang schaffen, Infusionstherapie mit NaCl-Lösung

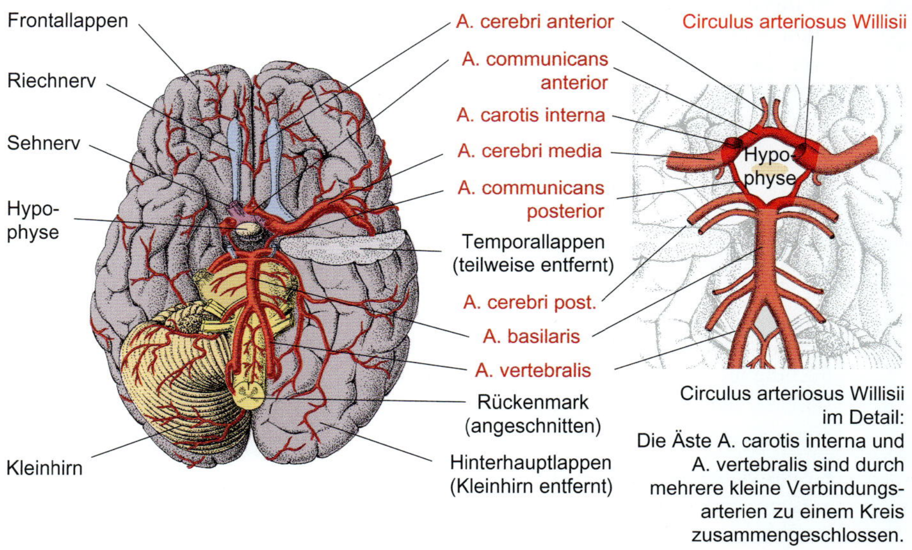

Abb. 6.8 Blutversorgung des Gehirns. Beim ischämischen Insult ist am häufigsten das Stromgebiet der A. cerebri media betroffen. [L190]

6.2.4 Tachykarde Herzrhythmusstörungen

Definition und Erklärungen

Eine Tachykardie liegt vor wenn der Puls höher als 100/min ist.

Bei den tachykarden Herzrhytmusstörungen handelt es sich um Störungen im Erregungsleitungssystem des Herzens (➤ Abb. 6.9). Sie können vom Vorhof ausgehen (z. B. Sinustachykardie, Vorhofflattern, Vorhofflimmern) oder ihre Quelle in den Kammern haben (z. B. Kammertachykardie, Kammerflattern, Kammerflimmern).

Pathophysiologie der Tachykardie:

Hohe Herzfrequenz → Verkürzung der Diastole, geringe Herzfüllungszeit → Erniedrigung HMV → Kreislaufinsuffizienz

R	• Kurzzeitiger Bewusstseinsverlust (Synkope) • Vigilanzstörungen • Schwächegefühle, Herzklopfen, Schwindel, Angst • Pektanginöse Beschwerden und Dyspnoe • Zeichen der Grundkrankheit (z. B. Mitralgesicht bei einem Mitralklappenfehler) • Bei Vorhofflimmern: Pulsdefizit
E	Emergency Call (Notruf)
S	Stabile Vitalfunktionen? Bei einsetzender Asystolie CPR, bei Kammerflimmern Defibrillation falls möglich
C	Oberkörperhochlagerung; bei einsetzender Bewusstlosigkeit stabile Seitenlage
U	Vitalfunktionen fortlaufend beobachten, regelmäßige Auskultation von Herz und Lunge. Entwicklung eines kardiogenen Schocks möglich
E	• Venösen Zugang schaffen, jedoch keine Gabe von Volumen, da kardialer Notfall • Für frische Luft sorgen und ggf. Gabe von Sauerstoff • Vagusreize zur möglichen Unterbrechung der Tachykardie setzen: Valsalva-Pressversuch (Patient soll tief einatmen und dann mit nahezu geschlossenem Mund pressen) oder Eintauchen des Gesichtes in kaltem Wasser. Weitere bekannte Möglichkeiten des Vagusreizes sind das Trinken von kaltem Wasser und der Bulbusdruckversuch. Auch die Massage bzw. der Druck des Karotissinus wird in diesem Zusammenhang immer wieder beschrieben. Letzteres kann dem Heilpraktiker jedoch nicht empfohlen werden, da eine evtl. vorhandene Karotisstenose (➤ Kap. 6.2.6) zu Komplikationen führen könnte.

Cave

Tachykardien können harmlos, aber auch lebensbedrohlich sein (Letzteres insbesondere bei organischer Vorerkrankung des Herzens, wie sie häufig bei älteren Menschen vorliegen).

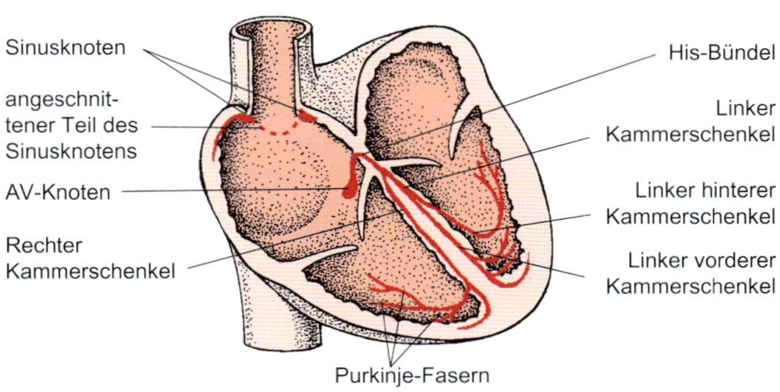

Abb. 6.9 Erregungsleitungssystem des Herzens. Die Erregung beginnt im Sinusknoten und gelangt dann über die normale Vorhofmuskulatur in den AV-Knoten. Dieser leitet die Erregung weiter zum His-Bündel, von dem sie über die Kammerschenkel die Purkinje-Fasern erreicht und auf die Kammermuskulatur übergreift. [L190]

6

6.2.5 Bradykarde Herzrhythmusstörungen

Definition und Erklärungen

Eine Bradykardie liegt vor, wenn die Herzfrequenz unter 60/min abfällt. Klinisch relevante Bradykardien sind oftmals unter 45/min.

Einteilung:
- Erregungsbildungsstörung: Sinusbradykardie, Vorhofflimmern u. a.
- Erregungsleitungsstörung: AV-Block I–III

Cave
Ältere Menschen sind häufig aufgrund bestehender Vorerkrankungen betroffen.

Ursachen: Sportlerherz, organische Herzerkrankungen, Insuffizienz von Niere oder Nebennierenrinde, Elektrolyt- und Hormonstörungen, Hirndruck, Medikamentenüberdosierung (v. a. Digitalis, β-Blocker)

Folge: Minderdurchblutung von Gehirn und Herz

R	Symptome zeigen sich meist bei Herzfrequenz < 45/Min: • Zerebrale Mangeldurchblutung: Schwindel, Synkope • Herzbeschwerden: pektanginöse Beschwerden, Dyspnoe, ggf. Arrhythmie
E	Emergency Call (Notruf), Ausnahme: Sportlerherz
S	Stabile Vitalfunktionen? Bei einsetzender Asystolie CPR
C	Oberkörperhochlagerung, bei einsetzender Bewusstlosigkeit stabile Seitenlage
U	• Vitalfunktionen fortlaufend beobachten, regelmäßige Auskultation von Herz und Lunge. Herzfrequenz < 20/Min. nicht ausreichend, um Organismus am Leben zu erhalten. • Nur EKG kann zeigen, welche Art der Rhythmusstörung vorliegt.
E	• Venösen Zugang schaffen, jedoch keine Gabe von Volumen, da kardialer Notfall • Für frische Luft sorgen und ggf. Gabe von Sauerstoff

6.2.6 Karotissinussyndrom

Definition und Erklärungen

Beim Karotissinussyndrom reagieren die Pressorezeptoren im Karotissinus hypersensitiv auf Druck. Ursache dafür ist meist eine Arteriosklerose der A. carotis.

Pathophysiologie:

Hypersensitiver Karotissinus → erhöhter Vagotonus → Bradykardie, Hypotonie, periphere Vasodilatation.

Auch der Extremfall einer totalen (zumeist kurzfristigen) Asystolie kann eintreten → Synkope.

Typische Symptome treten auf bei:
- rückwärtiger Kopfneigung bzw. Kopfdrehung
- enger Halsbekleidung (Krawatte, Hemdkragen)

R	• Hypotonie, Bradykardie • Schwindel, Benommenheit, Unwohlsein • Evtl. kurzzeitiger Bewusstseinsverlust
E	Emergency Call (Notruf)
S	Stabile Vitalfunktionen? Bei einsetzender Asystolie CPR
C	Schocklage
U	Regelmäßige Kontrolle von Bewusstsein, Herzfrequenz und Atmung
E	Venösen Zugang schaffen, Infusionstherapie mit NaCl-Lösung

6.2.7 Epileptischer Anfall (Grand-Mal-Anfall)

Definition und Erklärungen

Bei einem epileptischen Anfall kommt es zu einer übermäßigen Entladung von Hirnneuronen, was zu unterschiedlichen neurologischen Symptomen führen kann. Notfallmäßig relevant ist vor allem der (generalisierte) Grand-Mal-Anfall, der zumeist nur wenige Minuten dauert. Im EEG ist der epileptische Anfall an charakteristischen Veränderungen der Gehirnwellen zu erkennen (➤ Abb. 6.10, ➤ Abb. 6.11).

Ursachen:

- hirnorganisch, z. B. Hirntumor, intrakranielle Blutung, Entzündungen
- metabolisch, z. B. Hypoglykämie, Alkohol, Alkohol-/Drogenentzug, Schwangerschaft (Eklampsie, ➤ Kap. 18.4.1)
- traumatisch nach Schädel-Hirn-Trauma
- infektiös: Kinder bei hohem Fieber (Fieberkrampf, ➤ Kap. 15.1), Meningitis (➤ Kap. 7.5)
- hypoxisch nach Reanimation
- idiopathisch

Auslöser eines Anfalls:

- toxische Belastungen (Alkohol, Vergiftungen, Medikamente)
- Schlafentzug
- Lichtreize (Computerspiele)
- Unterbrechung einer antikonvulsiven Therapie

DD: Tetanie, Hypoglykämie

R	Grand-Mal-Verlauf: Aura → Initialschrei, Bewusstseinsverlust mit Sturz (Verletzungsgefahr), tonische Streckung der Extremitäten, Zungenbiss → klonische Kontraktionen der Extremitäten (Minuten), Einnässen, Einkoten → Benommenheit, postiktaler Nachschlaf
E	Emergency Call (Notruf), da sich aus jedem Grand-Mal-Anfall ein lebensbedrohlicher Status epilepticus (Dauer > 5 Min.) entwickeln kann.
S	Stabile Vitalfunktionen?
C	Patienten so lagern, dass er vor Verletzungen geschützt ist. Beißkeile zum Schutz vor Zungenbiss werden nicht mehr verwendet. Nach dem Anfall Oberkörperhochlagerung, bei Bewusstlosigkeit stabile Seitenlage.
U	Intensive Beobachtung des Patienten, Vigilanz beobachten, Pupillenreaktion, Untersuchung auf Begleitverletzungen wie Zungenbiss oder Wunden durch Sturz
E	Gegebenenfalls Diazepam-Bedarfsmedikation, die der Patient mit sich führt (bei bekannter Epilepsie), als Rectiole anwenden

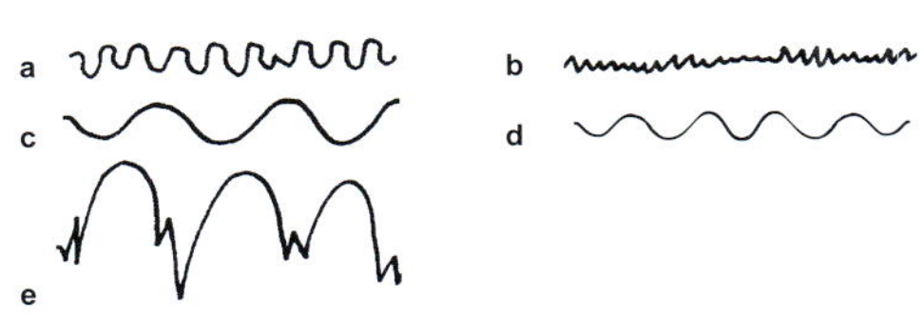

Abb. 6.10 EEG-Ableitung mit typischen Wellenprofilen. Bei der Epilepsie sind typische Veränderungen zum Normbefund zu erkennen. a: α-Wellen (Wachzustand); b: β-Wellen (Wachzustand); c: θ-Wellen (Wachzustand); d: δ-Wellen (Wachzustand); e: „Krampfwellen" (Spikes and Waves; pathologisch, z. B. bei Epilepsie). [A400]

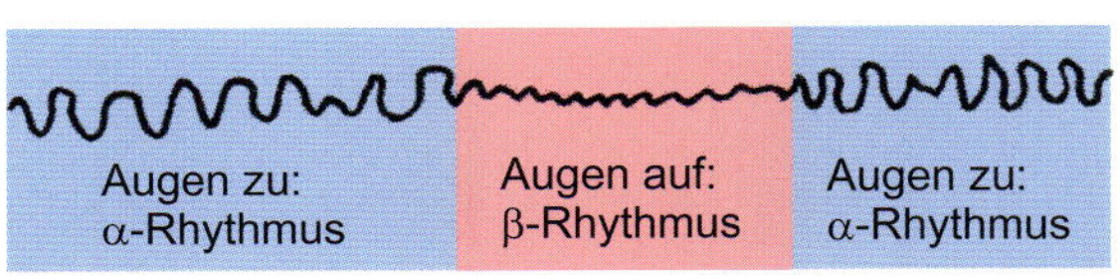

Abb. 6.11 EEG-Normalbefund beim Gesunden in Ruhe [A400]

KAPITEL

7 Akute neurologische Symptome

7.1 Symptomatik, Zeichen und Tests

7.1.1 Hirndrucksymptome

Hirndrucksymptome sind Symptome, die bei einer Raumforderung innerhalb des Schädels entstehen.

Ursachen

- Hirntumor
- Meningitis, Enzephalitis, Hirnabszess
- Hydrozephalus
- Hirnödem
- Intrakranielle Blutung (z. B. epidurale Blutung)
- Schädel-Hirn-Trauma (SHT)

Symptome

Cave
Hirndruck kann zu Einklemmungen von Hirnteilen im Schädel führen, was potenziell tödlich sein kann.

- Kopfschmerzen
- Stauungspapille, Pupillendifferenzen, gestörte Lichtreaktion (➤ Kap. 3.1.2)
- Neurologische Ausfälle je nach Ort der Krankheitsherdes (z. B. Hirnnervenausfälle, Lähmungen)
- Bewusstseinsstörungen
- Krampfanfälle
- Übelkeit, Erbrechen (Erbrechen v. a. im nüchternen Zustand verdächtig)
- Bradykardie (sog. Druck- oder Vaguspuls)
- Hypertonie, Kreislaufversagen
- Atemstörungen

7.1.2 Pyramidenbahnzeichen

Die Pyramidenbahnzeichen (Reflexe der Babinski-Gruppe, ➤ Tab. 7.1) sind Enthemmungsreflexe. Sie treten auf bei einer Schädigung des ersten Neurons bzw. der Pyramidenbahn (kortikospinaler Trakt). Diese Schädigung tritt vor allem bei folgenden Erkrankungen auf:
- Ischämischer Schlaganfall
- Blutung
- Hirntumor
- Multiple Sklerose

Außerdem finden sich die Pyramidenbahnzeichen bei Säuglingen bis zum ersten Lebensjahr, da hier die Markreifung noch nicht abgeschlossen ist.

Tab. 7.1 Pyramidenbahnzeichen.

Bezeichnung	Durchführung/Beschreibung	Befund
Babinski-Phänomen	Der Diagnostiker bestreicht die laterale Fußsohle des Patienten	Dorsalextension im Großzehengrundgelenk, Spreizung der Zehen
Oppenheim-Reflex	Der Diagnostiker bestreicht die Vorderkante der Tibia des Patienten kräftig von proximal nach distal	Dorsalextension im Großzehengrundgelenk, Spreizung der Zehen
Gordon-Reflex	Der Diagnostiker knetet die Wade des Patienten kräftig	Dorsalextension im Großzehengrundgelenk, Spreizung der Zehen

7.1.3 Zeichen und Tests im Kopfbereich

Bei einer Reihe von Tests im Kopfbereich (➢ Tab. 7.2) ergeben sich aus den entsprechenden Reflexen Hinweise auf Erkrankungen, die einer neurologischen Symptomatik zugrunde liegen können.

Tab. 7.2 Tests im Kopfbereich.

Zeichen/Test	Durchführung	Befund	Hinweis auf
Chvostek-Zeichen	Perkussion des N. facialis vor dem Ohr	Kontraktion der Gesichtsmuskulatur	Tetanie, Hypokalzämie
Glabella-Reflex	Kontraktion der Mm. orbiculares oculi (Lidschluss) bei Beklopfen der Glabella (Stelle zwischen den Augenbrauen)	Reflex fehlt	Beginn/Restzustand einer Fazialisparese (z. B. Apoplex)
		Reflex verstärkt sich	Erkrankungen des extrapyramidalen Systems (z. B. Kleinhirntumor)
Masseterreflex (Eigenreflex)	Patient öffnet den Mund leicht und entspannt den Unterkiefer. Diagnostiker legt den Plessimeterfinger quer unterhalb der Unterlippe auf und übt einen Schlag auf diesen Finger aus; Ergebnis: Kieferschluss	Reflex abgeschwächt oder gesteigert	N. trigeminus geschädigt
Lhermitte-Zeichen (Nackenbeugezeichen)	Starke Beugung des Kopfes nach vorn (aktiv oder passiv)	Parästhesien breiten sich über die Wirbelsäule nach kaudal aus, evtl. mit Ausstrahlung in die Extremitäten	Halsmarktumor, Multiple Sklerose, zervikaler Bandscheibenvorfall
Musset-Zeichen	Inspektion des Kopfes auf pulssynchrones Nicken	Positiver Inspektionsbefund	Aortenklappeninsuffizienz

7.1.4 Sonstige Zeichen und Tests

Mit den in ➢ Tab. 7.3 dargestellten Tests lassen sich insbesondere Störungen im Bereich des Kleinhirns identifizieren.

Tab. 7.3 Zeichen für v. a. Erkrankungen des Kleinhirns.

Zeichen/Test	Durchführung/Beschreibung	Befund	Hinweis auf
Diadochokinese-Test	Schnelle Durchführung von gegensätzlichen Bewegungsabläufen, z. B. als „Glühbirnentest" (beidseitiges fiktives Herausdrehen einer Glühbirne)	Dysdiadochokinese (unregelmäßige oder schwerfällige Bewegungsabläufe)	Störungen des extrapyramidalen Systems (z. B. Kleinhirntumor)
Romberg-Versuch	Patient steht mit dicht parallel positionierten Füßen, die Augen sind geschlossen.	Positiver Test: Patient beginnt nach kurzer Zeit zu schwanken → Standataxie	Läsionen des Kleinhirns
Unterberger Tret-Versuch	Patient soll mit geschlossenen Augen ca. 60 Sek. auf der Stelle treten und dabei seine Knie deutlich anheben.	Positiver Test: Abweichung um mehr als 45 Grad in eine Richtung	Läsionen des Kleinhirns, Vestibularis-Läsionen
Trousseau-Phänomen	Der Oberarm des Patienten wird durch das Aufpumpen einer Blutdruckmanschette komprimiert.	Auslösung des Trousseau-Zeichens (Pfötchenstellung)	Tetanie

7.2 Meningismus

Man spricht von Meningismus, wenn Symptome auftreten, die auf eine Erkrankung oder Mitbeteiligung der Meningen hindeuten. Hirndurcksymptome (➤ Kap. 7.1.1) sind integraler Bestandteil des Meningismus.

Meningismussymptome im Überblick:

1. Kopfschmerzen
2. Licht- und Lärmempfindlichkeit
3. Vegetative Störungen (z. B. Ü/E)
4. Überempfindlichkeit der Haut
5. Hirndrucksymptome
6. Nackensteifigkeit und Opisthotonus (Zurückbiegen des Kopfes bei überstrecktem Rumpf und überstreckten Extremitäten)
7. Positive Zeichen nach Lasègue, Kernig und Brudzinski

Cave

Zu 6. und 7.: Diese Zeichen, die häufig auch Meningitis-Zeichen genannt werden, sind als Nervendehnungsschmerzen zu werten und können bei bereits eingetretener Bewusstseinseintrübung fehlen, da die Patienten dann weniger stark auf Schmerzen reagieren.

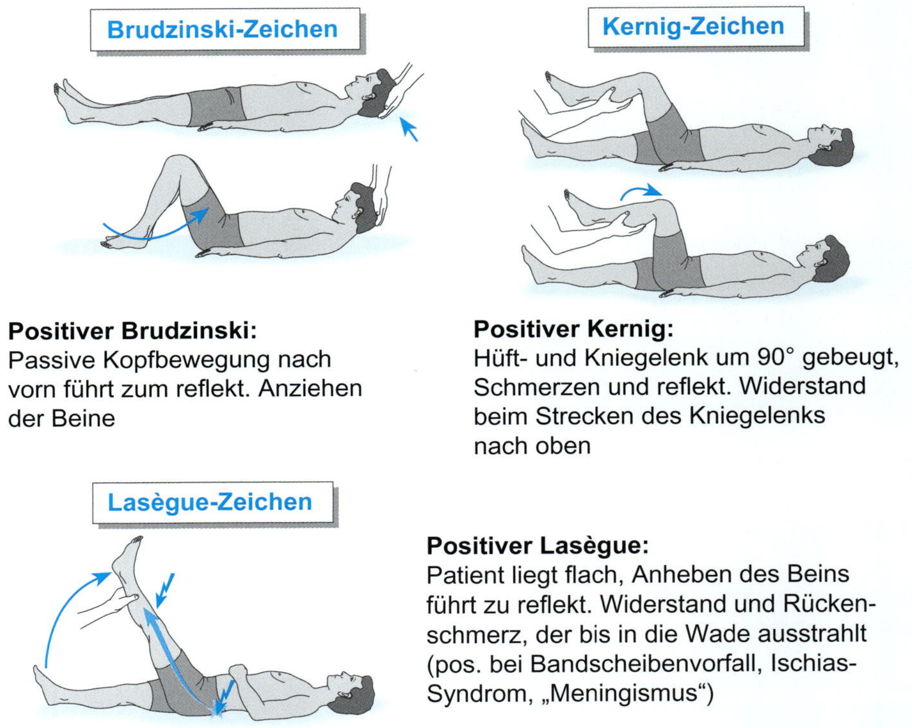

Abb. 7.1 Typische Meningitiszeichen [L106]

7.2.1 Meningitis

Definition und Erklärungen

Eine Meningitis ist eine Entzündung der Hirnhäute (➤ Abb. 7.1).

Ursachen:

- Bakterielle (eitrige) Meningitis: häufige Erreger Meningo-, Pneumokokken, Hämophilus influenzae
- Virale (lymphozytäre) Meningitis
  - Häufige Erreger: Enteroviren
  - Komplikation bei Mumps, Windpocken, Masern
  - Direkter Befall der Meningen durch FSME-Virus, HI-Virus

Bei gleichzeitiger Entzündung des Gehirns spricht man von Meningoenzephalitis.

Cave

Eine Meningitis ist meldepflichtig nach dem Infektionsschutzgesetz (IfSG), sofern sie durch Meningokokken verursacht ist oder als Komplikation einer der in § 6 IfSG aufgelisteten Erkrankungen auftritt.

R	• Fieber • Meningismus, insbesondere Kopfschmerzen und Empfindlichkeit auf Licht, Lärm, Berührung • Bei Neugeborenen Symptomatik oft weniger eindeutig, ggf. Fontanelle vorgewölbt
E	Emergency Call (Notruf)
S	Stabile Vitalfunktionen? Falls nicht: CPR
C	Leicht erhöhter Oberkörper, bei Bewusstlosigkeit stabile Seitenlage
U	Fortlaufende und engmaschige Vitalzeichen- und Vigilanzkontrolle, Gefahr des septischen Schocks bzw. des Waterhouse-Friderichsen-Syndroms
E	Venösen Zugang legen, Infusionstherapie (NaCl-Lösung)

7.2.2 Enzephalitis

Definition und Erklärungen

Die Enzephalitis ist eine Gehirnentzündung, bei der sowohl die graue als auch die weiße Substanz betroffen sein kann (➤ Abb. 7.2)

Die Erkrankung kann je nach Erreger/krankmachendem Reiz als chronische oder akute Form auftreten.

Nahezu 50 % der akuten Enzephalitiden sind ätiologisch unklar. Weitere 50 % entfallen auf Keime und (auto)immunologische Fehlsteuerungen:

- Viren (häufig): Herpes-Viren, Arboviren (z. B. FSME), Rhabdoviren (Tollwut)
- Bakterien: Staphylokokken; Streptokokken
- Pilze
- Protozoen (z. B. Toxoplasmose)
- Würmer

Cave

Eine Enzephalitis ist meldepflichtig nach dem IfSG, sofern sie als Komplikation einer der in § 6 IfSG aufgelisteten Erkrankungen auftritt.

R	Bei einer Enzephalitis stehen folgende Symptome im Vordergrund: • Fieber • Meningismus → Die neurologischen Ausfälle als Meningismuszeichen sind häufig ausgeprägter vorhanden als bei Meningitis, da ja das Gehirn direkt betroffen ist. Bei einer Meningoenzephalitis finden sich sowohl die Symptome einer Meningitis als auch die einer Enzephalitis.
E	Emergency Call (Notruf)
S	Stabile Vitalfunktionen? Falls nicht: CPR
C	Leicht erhöhter Oberkörper, bei Bewusstlosigkeit stabile Seitenlage
U	Fortlaufende und engmaschige Vitalzeichen- und Vigilanzkontrolle
E	Venösen Zugang legen, Infusionstherapie (NaCl-Lösung)

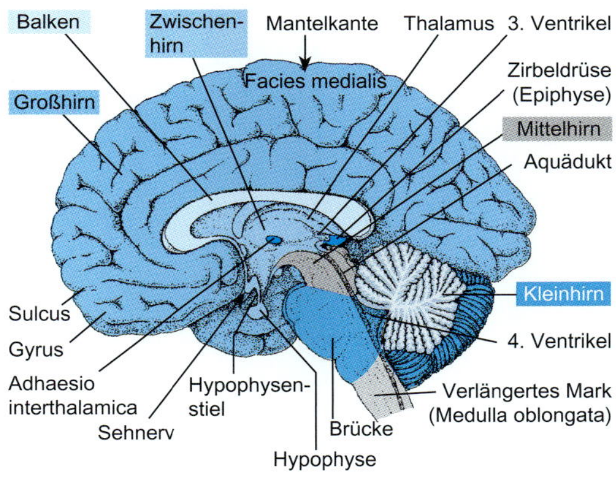

Abb. 7.2 Sagittalschnitt durch das Gehirn. Bei einer Enzephalitis kommt es zu einer Entzündung unterschiedlicher Hirnstrukturen. [L190]

7.2.3 Sinusvenenthrombose

Definition und Erklärungen

Hierbei handelt es sich um eine Thrombose eines venösen Sinus (➤ Abb. 7.3), was zum Blutstau im Gehirn, ggf. mit Hirnödem und Stauungsblutungen, führen kann.

Ursachen:

- Virchow-Trias (Gefäßwandschaden, verminderte Blutströmungsgeschwindigkeit, veränderte Blutzusammensetzung); insbesondere die Veränderung der Blutzusammensetzung ist hier hervorzuheben – v. a. im Sinne einer Hyperkoagulabilität, z. B. bei hormonellen Veränderungen (Pille, Hormontherapie, Schwangerschaft)
- Eitrige Prozesse im Schädelbereich, die z. B. fortgeleitet werden von einem Gesichtsfurunkel, einer Sinusitis oder Otitis

R	• Meningismus Es besteht der Verdacht auf Sinusvenenthrombose, wenn junge Menschen über schlaganfallähnliche Symptome klagen oder Kopfschmerzen ungewöhnlich erscheinen. Typisch: junge Frau, die angefangen hat, die Pille zu nehmen, und raucht, oder Frau im Wochenbett, die plötzlich neurologisch auffällig wird.
E	Emergency Call (Notruf)
S	Stabile Vitalfunktionen? Falls nicht: CPR
C	Leicht erhöhter Oberkörper, bei Bewusstlosigkeit stabile Seitenlage
U	Fortlaufende und engmaschige Vitalzeichen- und Vigilanzkontrolle
E	Beruhigung des Patienten, venösen Zugang schaffen, Infusionstherapie (NaCl-Lösung)

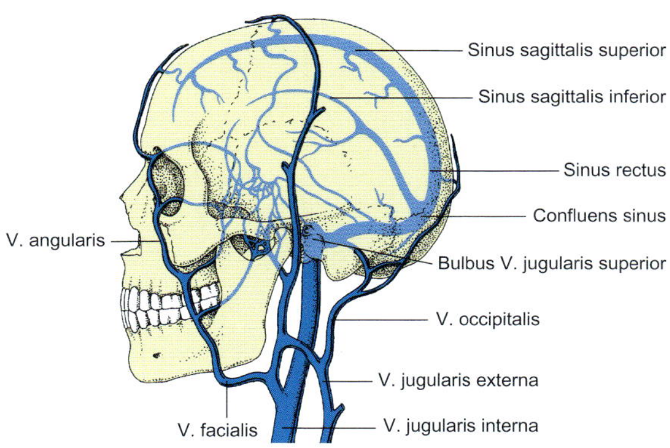

Abb. 7.3 Venen des Gehirns und ihre Sammelgefäße (Sinus) [L190]

7.2.4 Sonnenstich

Definition und Erklärungen

Ein Sonnenstich ist eine Reizung der Hirnhäute und des Gehirns durch langanhaltende, direkte und intensive Sonnenbestrahlung von Kopf und Nacken bei fehlendem Sonnenschutz. Diese Reizung kann dann zu einem Hirnödem unterschiedlichen Ausmaßes führen.

Risikopersonen: Männer mit Glatze, Cabrio/Roadsterfahrer und Kleinkinder.

R	Wegweisend: Anamnestische Angabe der Sonnenexposition **Symptome:** • Roter, heißer Kopf einige Stunden nach Sonnenexposition • Meningismus-Symptome: im Vordergrund stehen meist nur vegetative Zeichen wie Schwindel, Ü/E. In schweren Fällen (wegweisend für starke Hirndrucksteigerung): epileptische Anfälle, Bewusstseinsstörung
E	Emergency Call (Notruf)
S	Stabile Vitalfunktionen? Falls nicht: CPR
C	Betroffenen flach im Schatten mit erhöhtem Kopf lagern • Patienten in kühle Umgebung/Schatten bringen, Kleidung öffnen • Lagerung mit flachem oder erhöhtem Oberkörper, jedoch muss stets der Kopf erhöht gelagert werden. Bei Bewusstlosigkeit stabile Seitenlage.
U	• Fortlaufende und engmaschige Vitalzeichen- und Vigilanzkontrolle, insbesondere auf das Auftauchen von starken Hirndrucksymptomen achten
E	• Kühlung von Kopf und Nacken mit kalten, feuchten Tüchern (ggf. mittels Kältekompressen oder Eiswürfel, die in ein Handtuch gewickelt sind) • Venösen Zugang legen, Infusionstherapie (NaCl-Lösung)

7.3 Lähmungen

7.3.1 Apoplex (Schlaganfall)

Definition und Erklärungen

Ein Schlaganfall ist eine Nekrose von Hirnarealen durch massive Durchblutungsstörung (➤ Abb. 7.4). Diese kann ischämisch (Ischämischer Infarkt) oder durch Einblutung ins Gehirn (hämorrhagischer Schlaganfall) bedingt sein.

Der Apoplex zählt zu den häufigsten Todesursachen in Deutschland.

Ursachen des ischämischen Schlaganfalls:

- Arteriosklerose der hirnversorgenden Arterien
- Embolie: Embolus stammt meist aus dem linken Herzen bei Vorhofflimmern, künstlichen Herzklappen, Herzinfarkt

Cave

Vor allem ältere Menschen sind gefährdet.

R	**Typische Symptome:** • Plötzlich auftretende heftige Kopfschmerzen • Andere Meningismussymptome, v. a. Nackensteife, Übelkeit/Erbrechen, Bewusstseinsstörungen und Hirnnervenausfälle: → Gesichtslähmung mit herabhängendem Mundwinkel und einseitig geschlossenem Augenlid, Sehstörungen, Sprachstörungen, Dysphagie • Plötzlich auftretende Lähmung (typisch: Halbseitenlähmung) • Blutdruck- und Pulsveränderungen • Sensibilitätsstörungen
E	Emergency Call (Notruf)
S	Stabile Vitalfunktionen? Falls nicht: CPR
C	• Lagerung mit erhöhtem Oberkörper • Bei Bewusstlosigkeit stabile Seitenlage
U	Fortlaufende und engmaschige Vitalzeichen- und Vigilanzkontrolle
E	• Beruhigung des Patienten • Venösen Zugang schaffen, Infusionstherapie bei Hypotonie (NaCl-Lösung) • Sauerstoffgabe

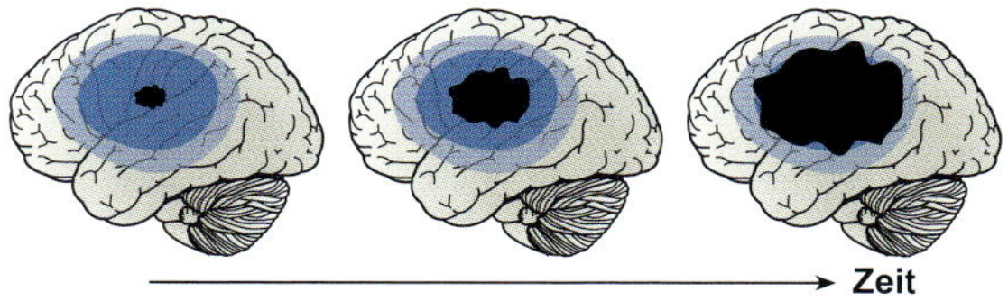

Abb. 7.4 Penumbra-Konzept bei ischämischem Schlaganfall. Um die Kernzone des Schlaganfalls (schwarz) liegt die minderdurchblutete Penumbra- („Halbschatten"-)Zone (blau), die funktionell gestört, organisch aber noch intakt ist. Die außen gelegene Zone (hellblau) ist ebenfalls minderperfundiert, die Durchblutung liegt dort jedoch noch oberhalb des funktionell kritischen Schwellenwertes. Wenn nicht rasch genug Reperfusionsmaßnahmen eingeleitet werden, gehen zunehmend große Anteile der Penumbrazone irreversibel zugrunde. [L141]

7.3.2 Bandscheibenvorfall (Diskushernie)

Definition und Erklärungen

Ein Bandscheibenvorfall ist ein Vorfall des Nucleus pulposus der Bandscheibe. Dies passiert typischerweise bei plötzlichen Drehbewegungen des Rumpfes bzw. Heben oder Bücken.

Schweregrade: Protrusion (Vorwölbung) → Prolaps (Vorfall) → Sequestration (Ablösung von Gewebe)

Je nachdem, welche Bandscheibe betroffen ist und auf welche Strukturen sie drückt, treten verschiedene Symptome (Dermatombezug) auf.

R	• Rückenschmerzen mit Ausstrahlung (Dermatombezug) • Sensibilitätsstörungen (Dermatombezug) • Lähmung (Kennmuskelbezug) • Abschwächung der Reflexe • bei Kauda- oder Konussyndrom: Blasen- und Mastdarmstörungen, Reithosenanästhesie • Positive Zeichen nach Lasègue und Schober, Einschränkung der Beweglichkeit der Wirbelsäule
E	Emergency Call (Notruf) bei motorischen Ausfällen sowie bei Verdacht auf Kauda- oder Konussyndrom
S	Stabile Vitalfunktionen sind vorhanden.
C	Wie es für den Patienten am erträglichsten ist, häufig Stufenlagerung, bei der der Patient auf dem Rücken liegt und die Beine im 90°-Winkel positioniert sind.
U	Vitalfunktionen sind nicht bedroht, keine engmaschige Beobachtung notwendig
E	Gabe schmerzlindernder Substanzen

7.3.3 Querschnittslähmung

Definition und Erklärungen

Eine Querschnittlähmung ist eine akute Schädigung des Rückenmarks, die zu Lähmungen unterschiedlichen Ausmaßes führt. Mögliche Ursachen:

- Wirbelfrakturen z. B. Trauma
- Medialer Bandscheibenvorfall
- Tumoren (z. B. Neurinom, Meningeom)
- Blutungen

Folge ist ein Funktionsverlust des Rückenmarks distal der Schädigung (➤ Abb. 7.5): Spinaler Schock mit schlaffer Lähmung, erloschene Muskeleigenreflexe, Sensibilitätsausfall, Ausfall vegetativer Funktionen.

R	Patienten auffordern, die Extremitäten vorsichtig einzeln durchzubewegen (Feststellung einer Tetra- bzw. Paraplegie). Dabei darf jedoch weder Kopf noch Rumpf bewegt werden. Übersicht über Schädigungsort und Auswirkungen: Oberhalb C_5 Atemlähmung Oberhalb Th_1 Tetraplegie Unterhalb Th_1 Paraplegie Oberhalb Th_6 Neurogener Schock
E	Emergency Call (Notruf)
S	Stabile Vitalfunktionen? Falls nicht: CPR
C	Patienten in der Lage belassen, in der er vorgefunden wurde. Kopf und Rumpf dürfen weder aktiv noch passiv bewegt werden. Ausnahme: Bewusstlosigkeit → stabile Seitenlage
U	Vitalzeichenkontrolle, insbesondere auf das Auftreten von Schocksymptomen achten
E	Beruhigung des Patienten, venösen Zugang schaffen, Infusionstherapie (NaCl-Lösung)

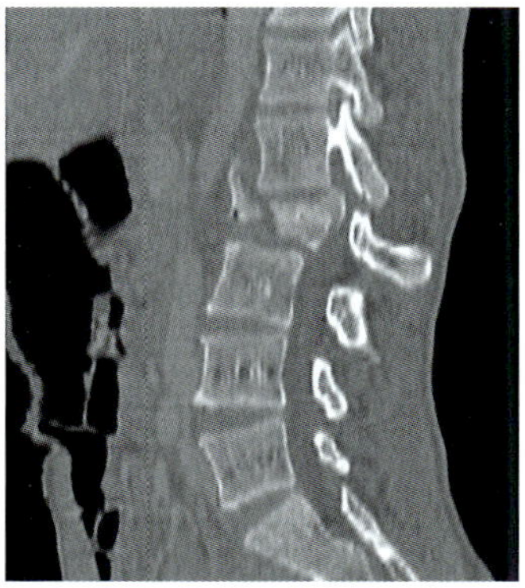

Abb. 7.5 Rückenmarkschaden durch Fraktur des zweiten Lendenwirbels (CT) [M428]

7.4 Akuter Kopfschmerz

7.4.1 Intrakranielle Blutungen

Definition und Erklärungen

- Eine intrakranielle Blutung ist eine Blutung im Kopf. Sie kann bei Schädel-Hirn-Trauma (SHT) jeden Ausmaßes auftreten. Folge ist, dass die Symptome des SHT sich meist mit den Symptomen der intrakraniellen Blutung vermischen. Leitsymptom ist der Meningismus, wobei als wichtigste Symptome davon hier zu nennen sind:
- Akuter Kopfschmerz
- Bewusstseinseintrübung bis hin zum Koma
- Lähmungen
- Epileptische Krampfanfälle
- Die Einteilung der intrakraniellen Blutung erfolgt nach Lokalisation: epidural, subdural, subarachnoidal und intrazerebral. Gefahr ist die Einklemmung der Medulla oblangata mit Schäden von Atem- und Kreislaufzentrum.
- Sofortmaßnahmen in der Zusammenfassung: Oberkörperhochlagerung, bei Bewusstlosigkeit stabile Seitenlage, venösen Zugang schaffen, Volumengabe, Sauerstoffgabe.
- ➤ Tab. 7.4 gibt eine Zusammenfassung mit den wichtigsten Fakten zu den intrakraniellen Blutungen:

Tab. 7.4 Intrakranielle Blutungen: Lokalisationen, betroffene Gefäße und Hirndruckentwicklung.

Blutung	Lokalisation	Gefäßbezug	Hirndruckentwicklung
Epidurale Blutung	Zwischen Dura mater cerebri und Schädelknochen	Meist Verletzung der A. meningea media	Initiale Bewusstlosigkeit → Symptomfreies Intervall von Minuten bis Stunden → Bewusstseinsstörungen bis zur Bewusstlosigkeit
Subdurale Blutung	Zwischen Dura mater cerebri und Arachnoidea	Venöse Blutung durch Ruptur von Brückenvenen oder Sinus	Unterscheidung: • Akut: Blutung innerhalb von 72 Stunden nach Trauma • Chronisch: Blutung erst mehr als 20 Tage nach Bagatelltrauma
Subarachnoidalblutung	Ruptur eines Aneurysmas	Ruptur eines Aneurysmas, meist Circulus arteriosus Willisii	Schlagartig einsetzende Symptome
Intrazerebrale Blutung	Intrazerebral, Ausdehnung in das Ventrikelsystem möglich	Intrakranieller Gefäßschaden	

7.4.2 Subarachnoidalblutung (SAB)

Definition und Erklärungen

Die SAB ist eine arterielle Blutung in den Subarachnoidalraum, also den Raum zwischen Arachnoidea und Pia mater (➤ Abb. 7.6).

Ursache ist meist ein rupturiertes Aneurysma.

Auslöser ist häufig eine körperliche Anstrengung wie z. B. Koitus, Stuhlgang oder das Heben eines schweren Gegenstandes. Betroffene befinden sich meist zwischen dem 30. und 50. Lebensjahr.

R	Meningismus, hervorzuheben ist hier der schlagartig einsetzende, schwerste Kopfschmerz („Donnerschlagkopfschmerz“) sowie Nackensteifigkeit und Opisthotonus (Zurückbiegen des Kopfes bei überstrecktem Rumpf und überstreckten Extremitäten). Die positiven Zeichen nach Lasègue, Kernig und Brudzinski sind ebenfalls besonders zu betonen.
E	Emergency Call (Notruf)
S	Stabile Vitalfunktionen? Falls nicht: CPR
C	• Der Oberkörper wird um 30° hochgelagert, um den Hirndruck zu senken • Bei Bewusstlosigkeit stabile Seitenlage
U	Fortlaufende Vitalzeichen- und Vigilanzkontrolle
E	• Venösen Zugang legen, aber kein Volumen geben, Zugang nur offen halten • Sauerstoffgabe

Cave

Subarachnoidalblutungen sind lebensbedrohlich. Der Raum im Schädel ist begrenzt, und das Gehirngewebe wird durch die Blutung gequetscht. Zusätzlich besteht die Gefahr eines Hirnödems, welches zusätzlich Druck auf das Gehirn ausübt. Bei großem Druck auf das Atemzentrum → Atemstillstand

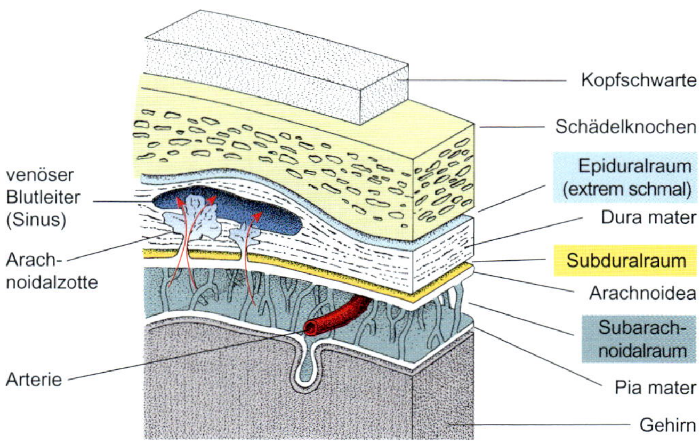

Abb. 7.6 Schnitt durch Schädelknochen und Hirnhautregion. Die roten Pfeile beschreiben den Abfluss des Liquors aus dem Subarachnoidalraum über die Arachnoidalzotten in das venöse Blut. Bei einer Subarachnoidalblutung kommt es zu einer Einblutung in den Subarachnoidalraum. [L190]

7.4.3 Gehirntumor mit Hirndrucksymptomen

Definition und Erklärungen

Ein Gehirntumor ist ein Tumor, der von den Hirnhäuten oder dem Gehirngewebe ausgeht (➤ Abb. 7.7). Zu unterscheiden sind:

1. Primäre Hirntumore: vom Hirngewebe selbst ausgehend, z. B. Astrozytom, Oligodendrogliom, Glioblastom
2. Sekundäre Hirntumore: Metastasen von Tumoren anderer Organe
   Je nach Lokalisation des Tumors ergeben sich unterschiedliche Symptome, sog. Herdsymptome.

Cave

Ein erstmaliger epileptischer Anfall kann auf einen Hirntumor hinweisen!

R	Im Vordergrund stehen hier die Hirndruckzeichen (➤ Kap. 7.1.1), vor allem der Kopfschmerz. Hinzu kommen Herdsymptome, je nach Tumorlokalisation: • Tumor im Schläfenlappen → sensorische Aphasie • Tumor im Frontallappen → Lähmungen, Wesensveränderungen, motorische Aphasie • Tumor im Scheitellappen → Sensibilitätsstörungen, komplexe Handlungen oder Gedankengänge sind gestört
E	Emergency Call (Notruf)
S	Stabile Vitalfunktionen? Falls nicht: CPR
C	• Der Oberkörper wird um 30° hochgelagert, um möglichen Hirndruck zu senken • Bei Bewusstlosigkeit stabile Seitenlage
U	• Fortlaufende Vitalzeichen- und Vigilanzkontrolle • Patienten nicht aus den Augen lassen, bei ca. 30 % der Patienten kann es zu Krampfanfällen kommen • Pupillenvergleich (z. B. Größenveränderung, Lichtreaktion)
E	Venösen Zugang legen, aber kein Volumen geben, Zugang nur offen halten

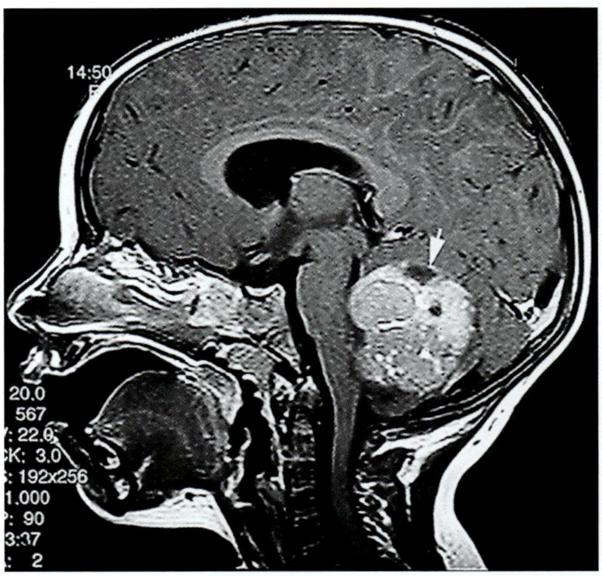

Abb. 7.7 Kernspinaufnahme eines Medulloblastoms im Bereich des 4. Ventrikels, das rasch wächst. Die Symptome sind relativ unspezifisch: Wesensänderung, Kopfschmerzen, Erbrechen, Koordinationsstörungen, Nystagmus, Ataxie. [M443]

7.4.4 Akuter Glaukomanfall

Definition und Erklärungen

Ein akuter Glaukomanfall ist eine plötzliche Erhöhung des Augeninnendrucks (➤ Abb. 7.8) infolge einer Abflussstörung des Kammerwassers. Ca. 5 % der Patienten mit chronischem Glaukom (Grüner Star) erleiden einen solchen akuten Glaukomanfall, der einen Notfall darstellt.
Auslöser können z. B. entzündliche Prozesse oder Mydriatika (pupillenerweiternde Medikamente) sein.

Cave

Besonders häufig sind ältere Menschen von Glaukomanfällen betroffen.

R	• Anamnestisch ist zumeist ein bestehendes Glaukom bekannt • Bulbus ist palpatorisch steinhart • Starke Schmerzen im betroffenen Auge und Umgebung • Kopfschmerzen mit Übelkeit und Erbrechen • Verschwommenes Sehen, um Lichtquellen werden Farbringe gesehen (Hornhautödem) • Gerötete Bindehaut, Hornhautödem • Pupille erweitert, entrundet und lichtstarr • Tachykardie, Hypertonie
E	Emergency Call (Notruf)
S	Stabile Vitalfunktionen? Falls nicht: CPR
C	Lagerung nach Befinden des Patienten
U	Fortlaufende Vitalzeichen- und Vigilanzkontrolle
E	• Patienten beruhigen • Venösen Zugang legen und offen halten • Abdeckung beider Augen mit Kompresse oder Schutzkappe

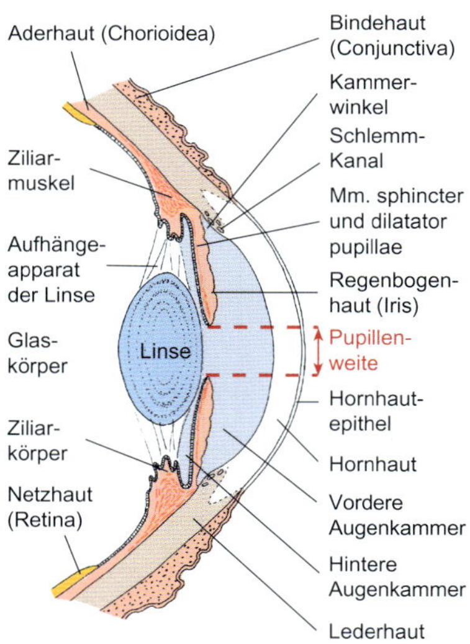

Abb. 7.8 Verschiedene Strukturen des Auges. Das Kammerwasser fließt über den Schlemm-Kanal ab. Bei Störungen dieses Abflusses kommt es zu einer Erhöhung des Augeninnendrucks (Glaukom). [L190]

7.4.5 Hypertensive Krise und hypertensiver Notfall

Definition und Erklärungen

Bei einem Blutdruckanstieg auf ≥ 230/130 mmHg liegt eine lebensbedrohliche hypertensive Krise vor. Treten zusätzlich Organschäden auf, so handelt es sich definitionsgemäß um einen hypertensiven Notfall (➤ Abb. 7.9).

Cave

Ältere Menschen leiden häufig unter Bluthochdruck und sind daher besonders gefährdet.

Cave

Es können kardiale und neurologische Probleme auftreten, insbes. Angina pectoris, Herzinfarkt, akute Linksherzinsuffizienz mit Lungenödem, intrakranielle Blutungen und hypertensive Enzephalopathie.

R	Hypertensiver Notfall: • Anamnestisch bekannte arterielle Hypertonie • Antihypertonikum abgesetzt? → Rebound-Phänomen? • RR systolisch ≥ 230 mmHg • Schwindel, Kopfschmerzen, Übelkeit
E	Emergency Call (Notruf)
S	Stabile Vitalfunktionen? Falls nicht: CPR
C	Oberkörperhochlagerung, bei Bewusstlosigkeit stabile Seitenlage
U	Fortlaufende Vitalzeichen- und Vigilanzkontrolle
E	• Venösen Zugang legen, aber keine Volumengabe wegen der zusätzlichen Herzbelastung, Zugang offen halten • Falls der Patient ein Nitro-Spray bei sich führt → 2–3 Hübe je 0,4 mg verabreichen

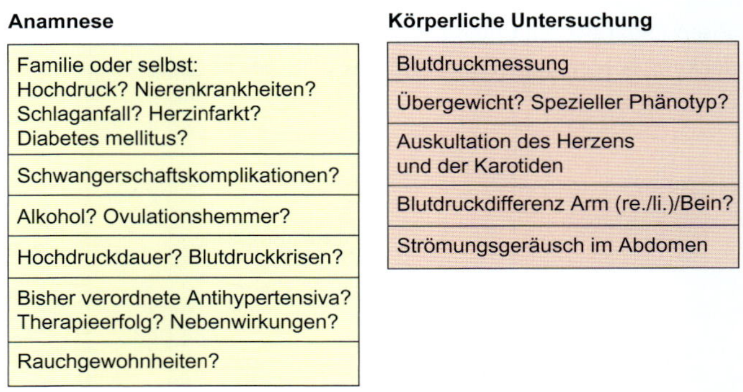

Abb. 7.9 Bei Patienten mit hypertensiver Krise wird nach Bewältigung der Akutsituation eine eingehende Diagnostik wichtig sein (sofern noch nicht geschehen): Diagnostik bei arterieller Hypertonie nach den Empfehlungen der „Deutschen Liga zu Bekämpfung des hohen Blutdrucks" (vereinfachte Darstellung). [L157]

7.5 Schwindel

7.5.1 Hirnstammfunktionsstörung

Definition und Erklärungen

Eine Hirnstammfunktionsstörung ist eine Funktionsstörung im Bereich des Hirnstamms (Medulla oblongata, Pons, Mittelhirn, ➤ Abb. 7.10), die auf folgende Ursachen zurückgeführt werden kann:

- Hirnstamminfarkt
- Tumoren im Bereich des Hirnstamms
- Entzündliche und degenerative Veränderungen (z. B. Enzephalitis, Multiple Sklerose)

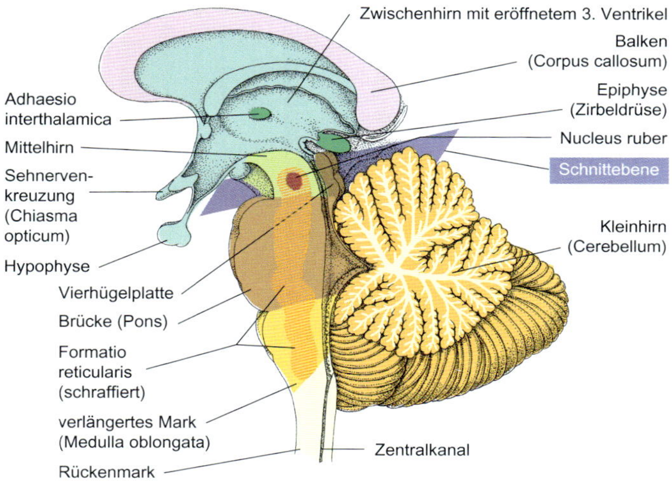

Abb. 7.10 Lage und Funktionszentren des Hirnstamms. Die Formatio reticularis erstreckt sich vom Mittelhirn über die Brücke bis in das verlängerte Mark. Der Nucleus ruber ist im Mittelhirn angedeutet. Außerdem erkennt man die Epiphyse, die Hypophyse und das Kleinhirn. Der 3. Ventrikel ist durch die Schnittführung offengelegt. [L190]

R	Symptomatik richtet sich nach Schädigungsort innerhalb des Hirnstamms; von daher ist hier ein unterschiedliches Symptomenbild möglich. **Häufig sind:** • Dauerschwindel, häufig mit heftigem Beginn, dann langsam abnehmend • Lähmungen • Ausfall von Hirnnerven (v. a. Blicklähmungen, Schlucklähmung, Fazialisparese) • Zentrales Horner-Syndrom • Tremor und Ataxie • Nystagmus • Sensibilitätsstörungen • Gegebenenfalls Hirndrucksymptome
E	Emergency Call (Notruf)
S	Stabile Vitalfunktionen? Falls nicht: CPR
C	30°-Oberkörperhochlagerung, bei Bewusstlosigkeit stabile Seitenlage
U	Fortlaufende Vitalzeichen- und Vigilanzkontrolle
E	• Venösen Zugang legen • Gegebenenfalls Sauerstoffgabe

7

7.5.2 Vestibulärer Schwindel

Definition und Erklärungen

Ein vestibulärer Schwindel ist ein Schwindel, der durch eine Affektion des vestibulären Systems zustande kommt → (Vestibularapparat, N. vestibulocochlearis, zentrale vestibuläre Neurone).

Mögliche Ursachen:

- Entzündliche Veränderungen (z. B. im Labyrinth oder am N. vestibularis)
- Schädelbasisfraktur mit Traumatisierung des Labyrinths
- Tumoren (z. B. Innenohrtumor, Akustikusneurinom)
- Ischämie/TIA (➤ Kap. 6.2.3) im Bereich der A. basilaris
- Gifte/Medikamente (z. B. Gentamycin), die den Vestibularapparat schädigen

R	• Schwindel tritt plötzlich auf, verschwindet erst nach Tagen – Drehschwindel: „Es dreht sich alles wie im Karussell" – Schwankschwindel: „Der Boden schwankt" – Liftschwindel: „Ich habe das Gefühl, zu sinken oder gehoben zu werden" • Nystagmus • Gangstörungen/Fallneigung • Vegetative Begleitsymptomatik (z. B. Übelkeit)
E	Emergency Call (Notruf)
S	Stabile Vitalfunktionen vorhanden? Ansonsten: CPR
C	Liegende Körperposition, da bei starkem Schwindel Sturzgefahr besteht. Optische Fixation eines Objektes im Raum verbessert vestibulären Schwindel.
U	Überwachung der Vitalfunktionen
E	• Bei Ohrverletzung sterile Abdeckung der Wunde, ggf. Blutstillung • Beruhigung des Patienten • Venösen Zugang legen, Infusionstherapie (NaCl-Lösung)

KAPITEL

8 Akuter Thoraxschmerz

8.1 Angina pectoris/Myokardinfarkt

Definition und Erklärungen

Bei der Angina pectoris und dem Myokardinfarkt (➤ Abb. 8.1) handelt es sich um akute Koronarinsuffizienzen.

Sie entstehen im Rahmen der Koronarsklerose durch einen Sauerstoffmangel des Herzmuskelgewebes.

Die Ursachen der Koronarsklerose entsprechen den Ursachen der Arteriosklerose (z. B. Nikotin, Übergewicht, Stress).

Bei einer Angina Pectoris kann zwischen einer stabilen und einer instabilen unterschieden werden, wobei gilt, dass jeder erste Anfall als instabile Angina Pectoris bewertet werden muss.

Der Hauptunterschied zwischen einer Angina Pectoris und einem Myokardinfarkt besteht darin, dass es beim Myokardinfarkt zur Nekrose von Myokardgewebe kommt und bei der Angina pectoris eben nicht. Dennoch kann eine Angina pectoris jederzeit in einen Myokardinfarkt übergehen.

Ein schnelles Handeln seitens des Heilpraktikers kann hier lebensrettend sein, weshalb es von enormer Wichtigkeit ist, die Situation richtig einzuschätzen und entsprechend zu handeln.

R	Eine klare Unterscheidung zwischen Angina pectoris (AP) und Myokardinfarkt (MI) ist auf bloßer Basis der Symptome des Patienten nicht eindeutig möglich. Dennoch gibt es einige Hinweise, die den Verdacht in eine bestimmte Richtung lenken können. Im Folgenden werden die Symptome beider Krankheitsbilder genannt, die wir zur Lernerleichterung als die **7 B's** aufgeführt haben, gefolgt von einer kurzen Erläuterung zur möglichen Unterscheidung: **1. B wie Belastungsbezogenheit** Eine AP entsteht klassischerweise aus einer physischen und oder psychischen Belastungssituation heraus (körperliche Aktivität, Aufregung, schweres Essen etc.) während ein MI oftmals aus der Ruhe heraus entsteht („Herzinfarkt am Wochenende" oder in den frühen Morgenstunden) **2. B wie Befristung** Die Symptomatik der AP hält typischerweise nur Minuten an, während der Myokardinfarkt keine solche zeitliche Befristung zeigt. Unbeeinflusst kann er Stunden und sogar Tage anhalten. **3. B wie Blässe** hat sowohl die AP als auch der MI, oftmals begleitet von Kaltschweißigkeit und Übelkeit/Erbrechen (vegetative Symptome) **4. B wie Brustschmerz** haben beide als typischer retrosternaler Schmerz, der plötzlich einsetzt und oftmals als Vernichtungsschmerz beschrieben wird. Schmerzausstrahlung in die linke Schulter-Arm-Hand-Region, Hals-Unterkiefer-Region, in den Rücken und/oder Oberbauch. Der Schmerz ist oftmals von einem gürtelförmigen Engegefühl begleitet. **5. B wie Breathlessness** Eine Atemnot ist bei beiden vorzufinden. Sie kann von Zyanose begleitet sein. **6. B wie Bedrohungsgefühl** Beide verspüren ein starkes Gefühl von Bedrohung, das mit großer Unruhe und sogar Todesangst begleitet sein kann. **7. B wie Beeinflussbarkeit** Die Schmerzen der AP sind durch Nitrogabe positiv beeinflussbar, während ein MI nicht auf Nitro reagiert. Weil Zeitersparnis hier Leben retten kann, ist es für den Heilpraktiker wichtig, beim kleinsten Verdacht auf MI den Notruf zu tätigen.
E	Emergency Call (Notruf)

S	Stabile Vitalfunktionen? Falls nicht: CPR
C	Oberkörperhochlagerung, der Patient sollte nicht mehr selber gehen, alle Anstrengungen sind zu vermeiden. Bei Eintreten eines kardiogenen Schocks ist von der typischen Schocklage abzusehen und die Oberkörperhochlagerung beizubehalten.
U	• Fortlaufende Vitalzeichen- und Vigilanzkontrolle!! • Cave beim MI: • Eintretende Herzrhythmusstörungen können ein Kammerflimmern ankündigen • Herzstillstand/Herztod können sich plötzlich einstellen • Eintretende Ödeme und Stauungszeichen weisen auf eine sich entwickelnde Herzinsuffizienz hin • Schockindexverschiebungen weisen auf einen sich entwickelnden kardiogenen Schock hin
E	• Nitro-Gabe, falls der Patient dies mit sich führt (nicht bei RR systolisch < 100 mmHg) • Beengende Kleidung des Patienten öffnen (z. B. Krawatte) • Zugang legen, Volumen nur langsam zum Offenhalten des Zugangs laufen lassen oder Mandrin. Es erfolgt keine Volumenzufuhr, da dies das Herz noch mehr belasten würde! • Sauerstoffgabe, Fenster öffnen • Beruhigung

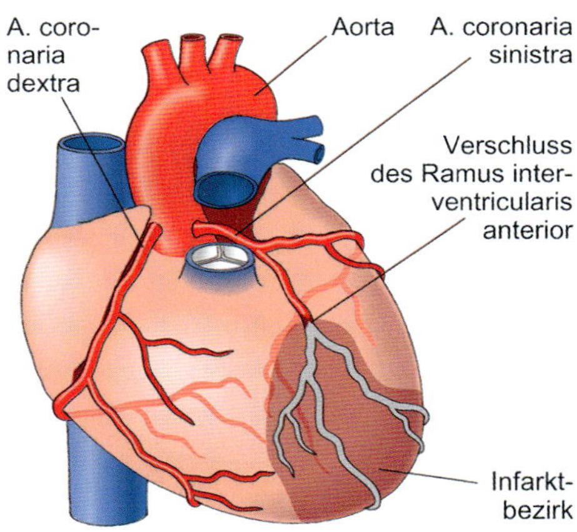

Abb. 8.1 Myokardinfarkt: Durch einen Verschluss des Ramus interventricularis anterior wird der Infarktbezirk nicht mehr mit sauerstoffreichem Blut versorgt. [L190]

8.2 Lungenembolie

Definition und Erklärungen

Cave
Auch Menschen unter Antikoagulation können betroffen sein.

Eine Lungenembolie ist eine Verlegung bzw. ein Verschluss einer arteriellen Lungenstrombahn durch einen Embolus aus der Peripherie (v. a. im Rahmen einer Phlebothrombose)

Es kommt zur Hypoxie, das Blut staut sich vor dem rechten Herzen mit der Folge einer möglichen akuten Rechtsherzinsuffizienz (➤ Abb. 8.2). Ein kardiogener Schock kann sich entwickeln. (➤ Kap. 5.3).

R	• Plötzliche Dyspnoe, Tachypnoe, Husten • Atemabhängiger thorakaler Schmerz (bei Einatmung verstärkt), Engegefühl • Symptome einer Rechts- bzw. Linksherzinsuffizienz • Symptome eines kardiogenen Schocks
E	Emergency Call (Notruf)
S	Stabile Vitalfunktionen? Falls nicht: CPR
C	Halbsitzende Lagerung
U	Fortlaufende und engmaschige Vitalzeichen- und Vigilanzkontrolle, je nach Größe des Verschlusses kann es bis zum Schock bzw. Herz-Kreislauf-Stillstand kommen.
E	• Venösen Zugang legen • Volumenzufuhr nur sehr langsam oder Mandrin wegen der Herzbelastung • Sauerstoffzufuhr > 6 l/Min. (➤ Kap. 9.1) • Frischluftzufuhr (z. B. Fenster öffnen)

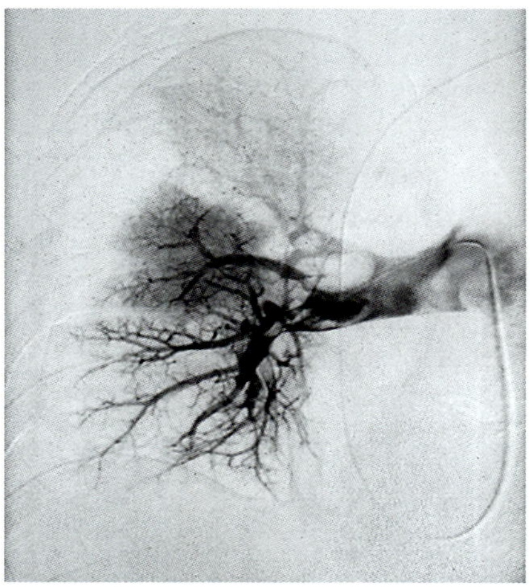

Abb. 8.2 Pulmonalis-Angiogramm bei schwerer Lungenembolie: Dieser Patient erlitt 12 Tage nach einer Zwei-Drittel-Resektion des Magens einen thrombotischen Teilverschluss des rechten Hauptstamms der A. pulmonalis. [M104]

KAPITEL

9 Akute Atemnot

9.1 Umgang mit Sauerstoff im Notfall

Die Anwendung von Sauerstoff über eine Inhalationseinheit kann grundsätzlich bei Patienten mit Atemnot angewendet werden.

Ausnahmen:
- Hyperventilation, da hier kein Sauerstoffmangel vorliegt → Rückatmung in Plastikbeutel
- Bei Patienten mit COPD ist der einzige Atemantrieb u. U. der Sauerstoffmangel im Blut. Die Sauerstoffgabe nimmt diesen Patienten daher ihren Atemantrieb, was zu Atemlähmung führen kann.

Bestandteile einer Inhalationseinheit:
1. Sauerstoffflasche: verschiedene Größen erhältlich, für Notfallkoffer 0,8 l, enthält Sauerstoff 100 % als komprimiertes Gas
2. Druckminderer mit Floweinstellung (Flow: Menge des applizierten Sauerstoffs pro Minute).
3. Sauerstoffapplikationseinheit:
   - Nasenkatheter mit oder ohne Nasenstück
   - Sauerstoffbrille oder -maske

Flow:
- Leichte Dyspnoe: ca. 2 l/Min.
- Schwere Dyspnoe: ca. 6–10 l/Min.

Bei der Beatmung eines Patienten mit Hilfsmitteln kann die Inhalationseinheit mit dem Beatmungsbeutel verbunden werden → erhöht die inspiratorische Sauerstoffinhalation.

Cave

Bei Patienten mit COPD Höchstdosis: 6 l/min (wegen Veränderungen des zentralen Atemantriebes)

9.2 Asthma bronchiale

Definition und Erklärungen

Es handelt sich um eine obstruktiv-entzündliche Ventilationsstörung mit Herxheimer-Trias (Bronchospasmus, Schleimhautschwellung und große Mengen an zähem Schleim = Dyskrinie).

Ätiologisch besteht ein hyperreagibles Bronchialsystem. Es werden folgende Arten unterschieden:
- Allergisches/extrinsic Asthma, ausgelöst durch Allergene, z. B. Pollen, Katzenhaare
- Nicht-allergisches Asthma/intrinsic Asthma, ausgelöst durch Infektionen, Acetylsalicylsäure, Reizstoffe, kalte Luft, körperliche Anstrengung
- Mischformen

Status asthmaticus: Schweres, über Stunden andauerndes Asthma, das sich durch Medikamente nicht bessert, lebensbedrohlich

Cave
Status asthmaticus – lebensbedrohlich!

R	• Anfallsweise Dyspnoe/Orthopnoe und Tachypnoe mit exspiratorischem Stridor • Intensität der Dyspnoe kann mild bis akut lebendbedrohlich sein (Erstickungsangst) • Husten mit zähem Auswurf • Evtl. Zyanose • Tachykardie **Auskultation:** verlängertes Exspirium, trockene Rasselgeräusche (Giemen, Pfeifen, Brummen)
E	Emergency Call (Notruf), wenn der Patient noch keinen Anfall hatte oder ein schwerer Anfall vorliegt
S	Stabile Vitalfunktionen? Falls nicht: CPR
C	Oberkörperhochlagerung, bei Bewusstlosigkeit stabile Seitenlage
U	Ständige Kontrolle der Vitalfunktionen
E	• Beruhigung des Patienten und Anleitung zum langsamen und tiefen Atmen, Einsatz der „Lippenbremse“ (mit nahezu geschlossenem Mund ausatmen) • Wenn vorhanden, Verabreichung der Bedarfsmedikation (Notfallspray z. B. Fenoterol 2–4 Hübe alle 10 Minuten) nach ärztlicher Anordnung, Überdosierung vermeiden (Tachykardie, Hypertonie) → Puls, Blutdruckkontrolle • Gegebenenfalls venösen Zugang schaffen, Infusionstherapie mit NaCl-Lösung zur Sekretolyse • Sauerstoffgabe ➤ Kap. 9.1)

Cave
Keine Infusionstherapie (mehr) bei sich einstellenden Zeichen der Herzinsuffizienz und Hypertonie (Herzbelastung!)

9.3 Pneumothorax

Definition und Erklärungen

Kollaps eines Lungenflügels durch Luft im Pleuraspalt (physiologischer Unterdruck im Pleuraspalt aufgehoben). Häufige Ursachen sind Rippenfrakturen oder das Platzen einer Emphysemblase bei COPD-Patienten. Folgende Arten des Pneumothorax können unterschieden werden:

1. **Spontanpneumothorax:** Häufig junge, gesunde Männer (Auslöser oftmals Sport) oder Emphysempatienten
2. **Traumatischer Pneumothorax:** Auftreten als geschlossener (z. B. bei Thoraxtrauma mit Rippenverletzungen) oder offener (z. B. Messerstecherei) Pneumothorax möglich
3. **Spannungspneumothorax:** Die Luft gelang in den Pleuraspalt hinein, aber nicht wieder heraus (Ventilpneumothorax). Es resultiert ein Überdruck im Pleuraspalt mit einer Verschiebung des Mediastinums. Dies kann zu einem kardiogenen Schock führen.

R	**Symptome:** Plötzliche (!) schwere Atemnot (ggf. mit Reizhusten), Zyanose und stechender Thoraxschmerz (DD Lungenembolie!) **Befunde auf betroffener Thoraxseite:** • Inspektion: Suche nach Prellmarken, Wunden, Nachschleppen • Palpation: Nachschleppen, Hautemphysem • Perkussion: Hypersonorer Klopfschall • Auskultation: Atemgeräusche abgeschwächt oder aufgehoben
E	Emergency Call (Notruf)
S	Stabile Vitalfunktionen? Falls nicht: CPR
C	Oberkörperhochlagerung, bei Bewusstlosigkeit stabile Seitenlage auf die verletzte Seite
U	Ständige Kontrolle der Vitalfunktionen, auf die Entwicklung eines Spannungspneumothorax achten
E	• Steriles Abdecken einer möglichen Wunde • Thoraxdrainage bei Ventilpneumothorax als Sofortmaßnahme (➤ Kap. 3.2). Bülau-Drainage erfolgt im RTW (➤ Abb. 9.1) • Venöser Zugang, Infusionstherapie • Sauerstoffgabe • Beruhigung des Patienten

Cave
Bei Ventilpneumothorax keine Volumengabe, da Gefahr des kardiogenen Schocks

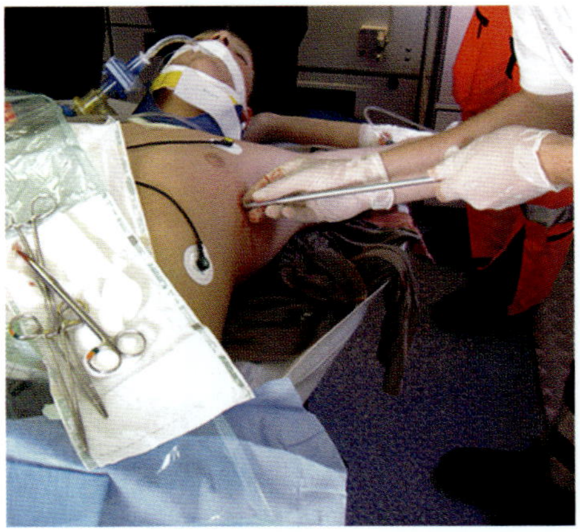

Abb. 9.1 Im RTW wird eine Bülau-Drainage zur Therapie eines Pneumothorax (Luftentfernung aus Pleuraspalt) angelegt. [M234]

9.4 Asthma cardiale (Herzasthma)

Definition und Erklärungen

Das Herzasthma ist eine typischerweise nachts auftretende Atemnot mit Husten im Rahmen einer chronischen Linksherzinsuffizienz (➤ Abb. 9.2).

Pathophysiologie:

Nächtliche horizontale Körperlage → Stauungslunge mit reflektorischem Bronchospasmus (begünstigt durch nächtlich erhöhten Vagotonus) → anfallsartige Atemnot.

Das Asthma cardiale ist ursächlich auf sämtliche Erkrankungen zurückzuführen, bei denen die Förderleistung des linken Herzens eingeschränkt ist, z. B. Klappenfehler des linken Herzens, Hypertonie, Herzrhythmusstörungen.

Cave

Als Komplikationen können sich akute Linksherzinsuffizienz mit massivem Lungenödem und kardiogenem Schock einstellen.

R	• Symptome einer Linksherzinsuffizienz • Heftiger nächtlicher produktiver Husten • Anfallsweise Atemnot • Lungenauskultation: Basale feuchte Rasselgeräusche • Pulsoxymetrie: O_2-Sättigung ↓ DD (oftmals): Asthma bronchiale, Lungenembolie
E	Emergency Call (Notruf)
S	Stabile Vitalfunktionen? Bei einsetzender Asystolie CPR
C	Oberkörperhochlagerung, Beine hängen tief, bei einsetzender Bewusstlosigkeit stabile Seitenlage
U	Vitalfunktionen fortlaufend beobachten. Regelmäßige Auskultation von Herz und Lunge. Wichtig ist die frühzeitige Erkennung von Lungenödem und kardiogenem Schock.
E	• Patienten beruhigen • Venösen Zugang schaffen, jedoch keine Gabe von Volumen, da ein kardiales Geschehen vorliegt. • Nitroglyzerin zur Herzentlastung, wenn der Patient es bei sich hat, Voraussetzung: Systolischer Blutdruck > 110 mmHg • Für frische Luft sorgen und ggf. Gabe von Sauerstoff

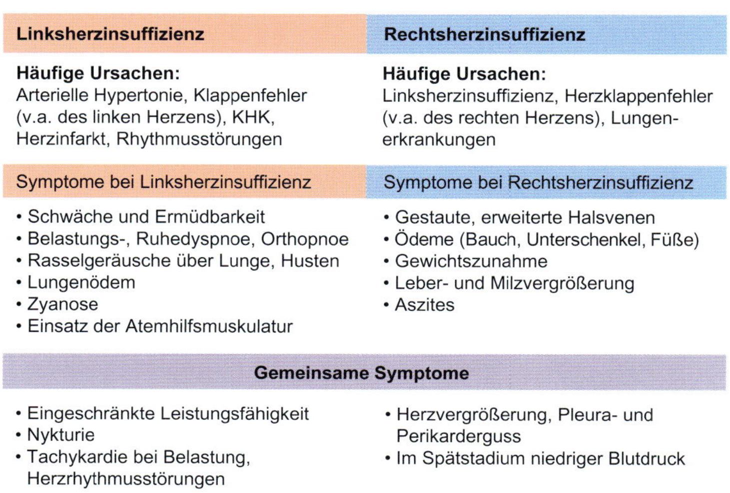

Abb. 9.2 Links- und Rechtsherzinsuffizienz im Vergleich [L190]

9.5 Lungenödem

Definition und Erklärungen

Das Lungenödem ist eine pathologische Ansammlung von Flüssigkeit in den Alveolen (intraalveoläres Lungenödem) bzw. im Interstitium des Lungengewebes (interstitielles Lungenödem). Somit kommt es zu einem verminderten Gasaustausch (➤ Abb. 9.3). Eine häufige Ursache ist eine Linksherzinsuffizienz. Weitere mögliche Ursachen sind Proteinmangel und Überwässerung. Beides findet man oft bei älteren Menschen, wenn die Funktion der Nieren nachlässt. Auch bei anhaltender Bettlägerigkeit kann es zu Pneumonien und in der Folge zum Lungenödem kommen.

R	Hinweise auf ein Lungenödem sind: • Zunehmende Dyspnoe, Orthopnoe, evtl. Bronchospasmus • Feuchte Rasselgeräusche, u. U. ohne Stethoskop zu hören • Schaumiges Sputum • Zyanose • Gestaute Halsvenen bei Rechtsherzinsuffizienz • Evtl. Schocksymptome (Tachykardie, Hypotonie) • Evtl. bekannte Herzerkrankung (➤ Abb. 9.2)
E	Emergency Call (Notruf)
S	Stabile Vitalfunktionen? Falls nicht: CPR
C	Oberkörperhochlagerung, Beine tief lagern zur Entlastung des Lungenkreislaufs
U	Vitalfunktionen fortlaufend beobachten, regelmäßige Auskultation von Herz und Lunge
E	• Patienten beruhigen • Venösen Zugang schaffen, jedoch keine Gabe von Volumen, da kardialer Notfall • Gabe von Sauerstoff (6–8 l/Min.) (➤ Kap. 9.1)

9

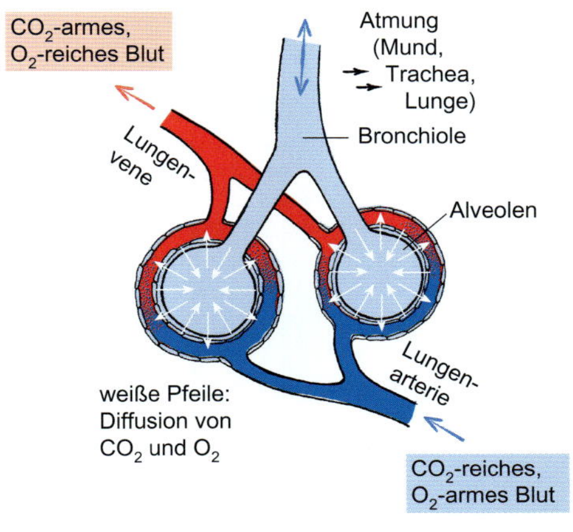

Abb. 9.3 Gasaustausch in den Lungenbläschen. Kohlendioxidreiches, sauerstoffarmes Kapillarblut umströmt die Lungenbläschen, und es kommt zum Gasaustausch. Der ableitende Kapillarschenkel enthält sauerstoffreiches, kohlendioxidarmes Blut. Beim Lungenödem kommt es zu einer massiven Störung des Gasaustauschs. [L190]

9.6 Thoraxtrauma

Definition und Erklärungen

Offene oder geschlossene Verletzung des Brustkorbs (➤ Abb. 9.4) – oftmals als Polytrauma bei Verkehrsunfällen und Stürzen. Ein Thoraxtrauma kann beinhalten:

- Verletzungen d. Brustwand: Frakturen (Rippen, Sternum), Thoraxprellung
- Verletzungen von Luftröhre und/oder Bronchialbaum
- Verletzungen der Lunge: Lungenquetschung
- Verletzungen der Pleura: Pneumothorax, Hämatothorax
- Verletzungen des Herzens

Cave

Viele dieser Verletzungen können zu lebensbedrohlichen inneren Blutungen und schwerer Atemnot führen.

R	Je nach Art der Verletzung: • Äußerlich erkennbare Verletzung, Prellmarken • Schmerzen und Auffälligkeiten bei der Palpation des Thorax • Dyspnoe, Tachypnoe, Zyanose, paradoxe Atmung • Hämoptoe, z. B. bei Lungenquetschung • Gestaute Halsvenen, z. B. bei Rechtsherzbelastung, Spannungspneumothorax • Luftblasen im Unterhautgewebe palpierbar (Hautemphysem bei Pneumothorax) • Arrhythmien, abgeschwächtes Herzgeräusch • Schocksymptomatik
E	Emergency Call (Notruf)
S	Stabile Vitalfunktionen? Falls nicht: CPR
C	Oberkörperhochlagerung, bei Schock Schocklagerung, bei Bewusstlosigkeit stabile Seitenlage auf die verletzte Seite
U	Vitalfunktionen fortlaufend prüfen, regelmäßige Auskultation von Herz und Lunge.
E	• Patienten beruhigen • Wundauflage bei offener Thoraxverletzung • Venösen Zugang schaffen, Gabe einer NaCl-Lösung (Ausnahme: Verletzungen/Beeinträchtigungen des Herzens, erkennbar an Zeichen der Herzinsuffizienz) • Gabe von Sauerstoff (6–8 l/Min.) • Bei Ventilpneumothorax Thoraxdrainage (➤ Kap. 3.2)

Cave

Pneumothorax, Schock

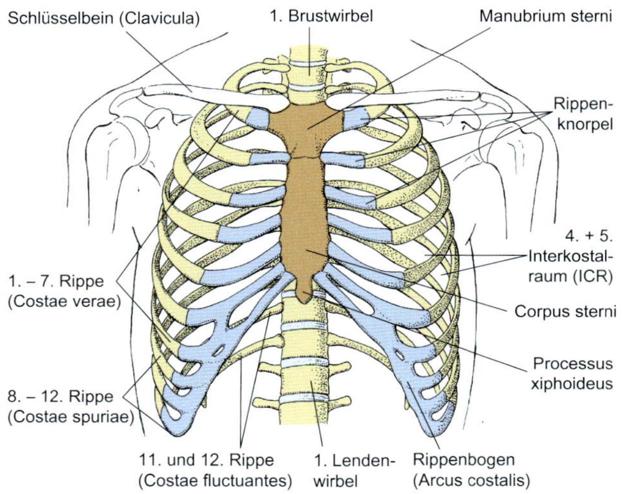

Abb. 9.4 Knöcherner Thorax. Beim Thoraxtrauma kommt es zu seiner Verletzung, häufig inkl. der inneren Organe, die er schützend umschließt. [L190]

9.7 Fremdkörperaspiration

Definition und Erklärungen

Bei einer Fremdkörperaspiration ist ein flüssiger oder fester Stoff in die Atemwege gelangt. In der Regel ist der Patient dabei zunächst bewusstseinsklar.

Typisches Vorkommen:

- Kinder (Gegenstände und Spielzeug in den Mund gesteckt)
- Verschlucken beim Essen
- Schluckbeschwerden infolge neurologischer Erkrankungen
- Patient wurde erschreckt, während er etwas im Mund hatte (z. B. Handwerker mit Nagel)

Im Gegensatz zur Fremdkörperaspiration gelangt beim sog. Bolusgeschehen bzw. der Bolusobstruktion ein Fremdkörper in die Nähe des Larynx. Es kommt nicht zu einer Verlegung der Atemwege, sondern zu einer vagalen Reizung mit evtl. Herz-Kreislauf-Stillstand.

R	• Dyspnoe, Tachypnoe, Husten und Zyanose • Inspiratorischer Stridor bei hochsitzendem Fremdkörper • Exspiratorischer Stridor bei tiefsitzendem Fremdkörper
E	Emergency Call (Notruf)
S	Stabile Vitalfunktionen? Falls nicht: CPR
C	Oberkörperhochlagerung bei bewusstseinsklaren Patienten
U	Vitalfunktionen fortlaufend beobachten, da ein Fremdkörper im Kehlkopfbereich zum plötzlichen Bolustod führen kann. Die Patienten brechen plötzlich zusammen.
E	• Bei fehlender Ateminsuffizienz keine Fremdkörperelimination, sondern Transport in die Klinik • Bei Ateminsuffizienz beim Erwachsenen fünf Schläge zwischen die Schulterblätter, dann Heimlich-Handgriff (➤ Kap. 3.2), bei Kindern Thoraxkompressionen • Bei einer Bolusobstruktion ist gleichermaßen zu verfahren wie bei einer Fremdkörperaspiration.

9.8 Glottisödem

Definition und Erklärungen

Ein Glottisödem ist eine akute Schwellung der Kehlkopfschleimhaut, weshalb man auch vom Kehlkopfödem spricht. Es droht Erstickungsgefahr.

Ursachen:

- Allergie vom Typ 1 (anaphylaktische Reaktion), z. B. bei Insektenstich
- Im Rahmen eines Angioödems/Quincke-Ödem (> Abb. 9.5)
- Im Rahmen einer Epiglottitis (> Kap. 15.3), Virusinfekte

R	• Heiserkeit bis Aphonie • Inspiratorischer Stridor • Dysphagie • Dyspnoe • Gegebenenfalls Fieber • Im Falle eines Quincke-Ödems hat der Patient eine sehr starke Schwellung im Gesichtsbereich (insbesondere Lippen und Augenlider)
E	Emergency Call (Notruf)
S	Stabile Vitalfunktionen? Falls nicht: CPR
C	Da der Patient Atemnot hat, ist eine Lagerung mit erhöhtem Oberkörper obligatorisch.
U	Die genaue Beobachtung des Patienten ist sehr wichtig, insbesondere weil sich bei einem Quincke-Ödem oder einer allergischen Reaktion vom Typ 1 ein anaphylaktischer Schock (> Kap. 5.2) einstellen kann.
E	• Patienten beruhigen • Kühlung des Halses von innen und außen: Eiswürfel lutschen, Eiskrawatte • Venösen Zugang schaffen, Gabe von Volumen (NaCl-Lösung) • Bei allergischem Geschehen: Epinephrin 0,3 mg als i. m. Fertiginjektion, Clemastin 1–4 mg langsam i. v., Dexamethason 40 mg langsam i. v. (nach der Applikation von Epinephrin)

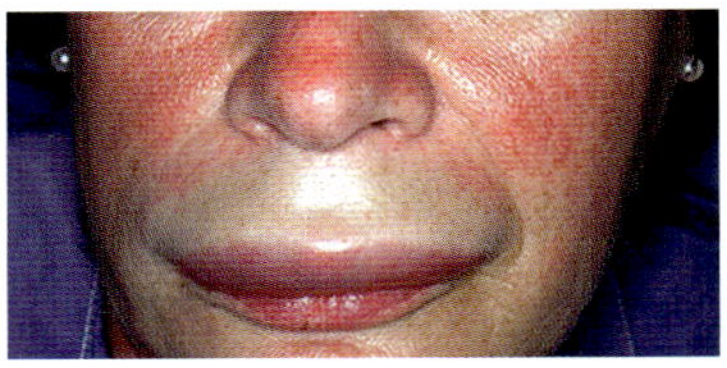

Abb. 9.5 Quincke-Ödem [M123]

9.9 Hyperventilationstetanie

Definition und Erklärungen

Eine Hyperventilationstetanie ist Folge einer Hyperventilation mit Erhöhung der neuromuskulären Erregbarkeit und anfallsartigen Krämpfen bei erhaltenem Bewusstsein.

Pathophysiologie:

Angst, Schreck → Hyperventilation → Verstärkte Abatmung von Kohlendioxid → metabolische Alkalose → Abpufferung von freiem Kalzium→ Mangel an freiem Kalzium im Blut (➤ Abb. 9.6) → Erhöhung der neuromuskulären Erregbarkeit → Tetanie

R	• Schmerzhafte, symmetrische klonische Krämpfe meist der Hände (Pfötchen-, Geburtshelferstellung) und Beine/Füße (Beine gestreckt, Zehen gebeugt) • Hyperventilation • Parästhesien • ggf. Stimmritzenkrampf • Unruhe, Aufregung
E	Emergency Call (Notruf) nur bei anhaltender Tetanie oder Stimmritzenkrampf
S	Vitalfunktionen in der Regel erhalten
C	Nach Wunsch des Patienten
U	Stridor und Gefühl einer zugeschnürten Kehle kann auf Stimmritzenkrampf hindeuten, daher engmaschige Überwachung
E	• Patienten beruhigen, zum ruhigen Atmen auffordern, Rückatmung in Plastikbeutel • Stimmritzenkrampf (→ Esmarch-Handgriff (➤ Kap. 3.2)

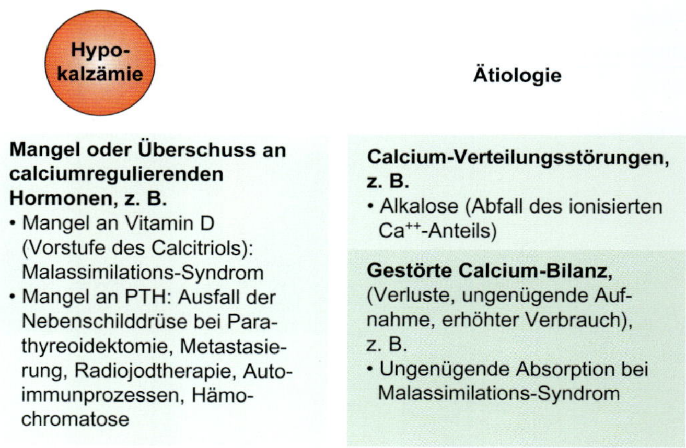

Abb. 9.6 Ätiologie eines Kalziummangels [L157]

9.10 Zentrale Atemstörung

Definition und Erklärungen

Eine zentrale Atemstörung ist eine Atemstörung, die ihre Ursache im ZNS hat.
Das Atemzentrum spricht vermindert auf Atemreize an.

Ursachen:

- Atemdepressive Medikamente wie z. B. Benzodiazepine, Morphium
- Affektionen des Atemzentrums durch Tumoren, Blutungen oder andere Erkrankungen

Pathologische Atemtypen:

- Kussmaul-Atmung: tiefe, regelmäßige Atemzüge, z. B. bei diabetischem Koma, metabolische Azidose
- Cheyne-Stokes-Atmung: periodisch zu- und abnehmende Atemtiefe, z. B. bei Apoplex
- Biot-Atmung: intermittierende Atempausen, z. B. bei Meningitis

R	• Anamnese: Gab es einen Unfall? Welche Vorerkrankungen sind bekannt? Vergiftung möglich? Medikamente? • Dyspnoe, Zyanose, geringe Atembewegungen des Thorax • Angst • Bewusstseinsstörungen bis hin zum Bewusstseinsverlust • Tachykardie oder Bradykardie (je nach Schwere und Ursache) • Hypertonie oder Hypotonie (je nach Schwere und Ursache) • Evtl. pathologische Pupillenreaktion und Pupillenveränderungen • Auskultation: abgeschwächte AG, ggf. RG
E	Emergency Call (Notruf)
S	Stabile Vitalfunktionen? Falls nicht: CPR
C	Oberkörperhochlagerung, bei Bewusstlosigkeit stabile Seitenlage
U	Vitalfunktionen fortlaufend beobachten, regelmäßige Auskultation von Herz und Lunge
E	• Vorgehen abhängig von der zugrunde liegenden Erkrankung • Bei allen bewusstlosen, thoraxtraumatisierten und hirnerkrankten Patienten muss mit der Entwicklung von zentralen Atemstörungen gerechnet werden.

9.11 Pneumonie

Definition und Erklärungen

Hierbei handelt es sich um eine akute Entzündung des Lungengewebes durch Bakterien, Viren, Pilze, Protozoen oder nach Aspiration von Magensaft bzw. von Speisen und Getränken (kommt häufig bei älteren Menschen vor).
Es wird unterschieden zwischen **primärer Pneumonie** (beim zuvor Gesunden) und **sekundärer Pneumonie** (bei Vorerkrankung wie z. B. COPD, Herzinsuffizienz, Immunsuppression).

Cave

Auch längere Bettlägerigkeit kann – vor allem bei älteren Menschen – zu einer Pneumonie führen.

R	• Dyspnoe (schleichende Entwicklung), Tachypnoe, Zyanose, Husten • Evtl. atemabhängige Schmerzen, einseitiger Thoraxschmerz • Evtl. Fieber (➤ Abb. 5.1) • Untersuchung: positiver Stimmfremitus, gedämpfter Klopfschall • Auskultation: verstärkte Atemgeräusche, Bronchialatmen, feuchte, klingende Rasselgeräusche
E	Emergency Call (Notruf) nur bei schwerer Atemnot und schlechtem Allgemeinbefinden. Überweisung zum Arzt jedoch immer
S	Stabile Vitalfunktionen? Falls nicht: CPR
C	Oberkörperhochlagerung
U	Vitalfunktionen fortlaufend beobachten, regelmäßige Auskultation der Lunge
E	• Patienten beruhigen • Venösen Zugang sichern • Gabe von Sauerstoff (6–8 l/Min.)

9.12 Insektenstich im Mundraum

Definition und Erklärungen

Insektenstiche im Mundraum können insbesondere bei Kindern zu einer lebensbedrohlichen Schleimhautschwellung der Atemwege führen (bei Erwachsenen seltener, da die Atemwege weiter sind). Außerdem besteht Gefahr des anaphylaktischen Schocks (➤ Kap. 5.2) bei entsprechender Allergie.

R	• Schmerz durch Einstich • Atemnot, inspiratorischer Stridor • Evtl. Dysphagie • Zeichen eines anaphylaktischen Schocks
E	Emergency Call (Notruf) bei anhaltender Atemnot oder Zeichen eines anaphylaktischen Schocks
S	Stabile Vitalfunktionen? Falls nicht: CPR
C	Nach Wunsch des Patienten; Schocklage bei anaphylaktischem Schock
U	Ständige Kontrolle der Vitalfunktionen
E	• Kühlung des Halses von innen und außen: Eiswürfel lutschen, kühle Umschläge oder Kühlakkus, **Cave:** nicht unmittelbar auf die Haut legen Bei geringsten Anzeichen einer anaphylaktischen Schockentwicklung: • Epinephrin, 0,3 mg als i. m. Fertiginjektion • Clemastin 1–4 mg langsam i. v. • Dexamethason 40 mg langsam i. v. (nach der Applikation von Epinephrin)

KAPITEL

10 Akute Bauchschmerzen

10.1 Zeichen und Tests im Bauchbereich

Akute Bauchschmerzen können vielfältige Ursachen haben. Die in ➤ Tab. 10.1 beschriebenen Zeichen und Tests können wichtige Anhaltspunkte für die Diagnostik liefern.

Tab. 10.1 Zeichen und Tests im Bauchbereich.

Zeichen/Test	Durchführung/ Beschreibung	Befund	Hinweis auf
Gallenblasentests (Courvoisier und Murphy)	Palpation auf einer gedachten senkrechten Linie durch die re. Mamille. Vorgehensweise wie bei Leberpalpation, die normale Gallenblase ist nicht tastbar	Courvoisier-Zeichen positiv: tastbare, prallelastische, nicht druckdolente Gallenblase	Tumoröser Verschluss des Ductus choledochus, z. B. durch Pankreaskopf-Karzinom
		Murphy-Zeichen positiv: umschriebener Schmerz bei Palpation	Cholezystitis
Prehn-Zeichen	Diagnostiker hebt Skrotum eines Patienten mit Schmerzen im Skrotum an	Schmerzabnahme Schmerzzunahme	Epididymitis Hodentorsion
Cullen-Phänomen	Inspektion Bauch	Periumbilikale Zyanose und Gitterzyanose der übrigen Bauchhaut	Akute Pankreasnekrose
Pankreasdruckpunkt	Druck auf den Punkt, der zwischen der Wirbelsäule und der unteren linken Rippe liegt	Schmerz	Pankreatitis
Ballance-Zeichen	Perkussion li. Flanke	Dämpfung	Milzruptur
Saegesser-Zeichen	Druck auf Milzpunkt zwischen li. M. sternocleidomastoideus und M. scalenus	Schmerzen	Milzruptur
Kehr-Zeichen		Ausstrahlender Schmerz in die li. Schulter, Hauthyperästhesie	Milzruptur, Tubarruptur

10.2 Übersicht Akutes Abdomen

Definition und Erklärungen

Ein akutes Abdomen ist kein eigenständiges Krankheitsbild, sondern ein Symptomkomplex, der durch viele verschiedene Krankheiten ausgelöst werden kann (➤ Abb. 10.1). Häufige Ursachen: akute Appendizitis, mechanischer Ileus.

Es handelt sich um eine lebensbedrohliche Situation, die rasches Eingreifen erfordert.

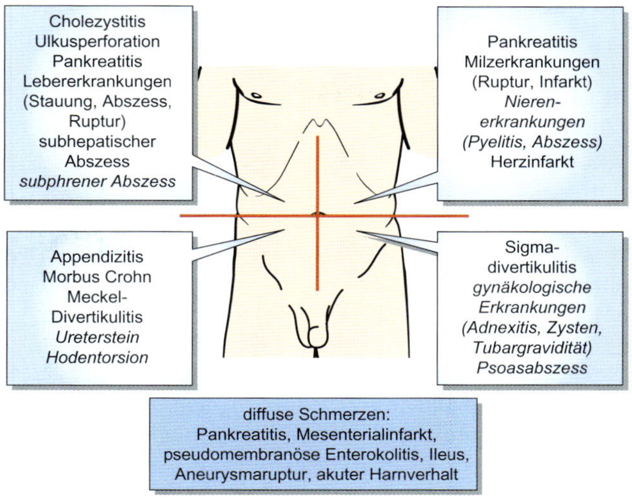

Abb. 10.1 Grafische Übersicht des akuten Abdomens [L106]

Symptome

- Bauchschmerzen unterschiedlicher Intensität, Lokalisation und Charakteristik
- Abwehrspannung (peritoneale Symptomatik)
- Veränderungen der Peristaltik

Weitere Symptome je nach zugrunde liegender Erkrankung, wie:

- Schlechter Allgemeinzustand
- Schocksymptome
- Übelkeit und Erbrechen
- Stuhlverhalt
- Fieber

Cave

1. Eine eindeutige diagnostische Abklärung ist nur in der Klinik möglich, daher Notruf erforderlich.
2. Eine Vielzahl nicht-abdominaler Erkrankungen kann ein akutes Abdomen vortäuschen (z. B. Glaukomanfall, Myokardinfarkt).

10

10.3 Oberbauch

10.3.1 Gallenkolik

Definition und Erklärungen

Die Gallenkolik ist ein äußerst schmerzhafter Zustand, der im Rahmen einer Gallensteinerkrankung (Cholelithiasis) entstehen kann: ein Gallenstein ist in die Gallenwege gelangt und verursacht dort heftigste Kontraktionen der glatten Muskulatur. Gallensteine können zum Teil schwerwiegende Komplikationen auslösen (➤ Abb. 10.2).

R	• Heftige an- und abschwellende, krampfartige Schmerzen im rechten Oberbauch • Evtl. Ausstrahlung in Rücken oder rechte Schulter • Evtl. Brechreiz mit und ohne Erbrechen • Schweißausbruch • Evtl. Kreislaufkollaps • Ikterus bei Verschluss des Ductus choledochus • Palpatorisch Druckschmerz über der Gallenblase bei tiefer Einatmung (Murphy-Zeichen)
E	Emergency Call (Notruf)
S	Stabile Vitalfunktionen? Falls nicht: CPR
C	Lagerung nach Befinden des Patienten, Knierolle ist hilfreich zur Entlastung der Bauchdecke. Bei Kreislaufkollaps Schocklage
U	Engmaschige Überwachung des Patienten
E	• Venösen Zugang schaffen, Volumenzufuhr • Evtl. Gabe eines Spasmolytikums (Buscopan® PLUS-Zäpfchen)

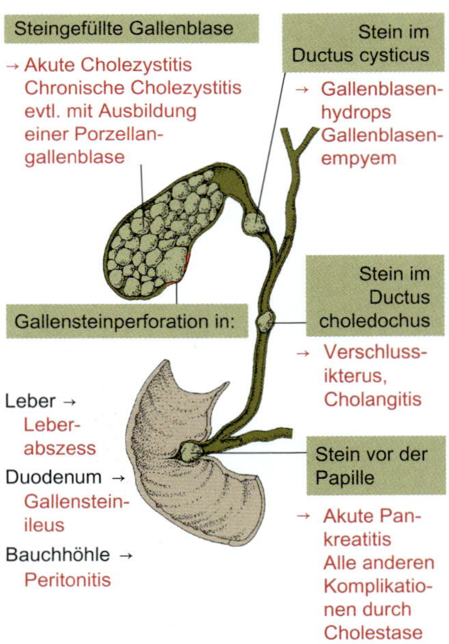

Abb. 10.2 Komplikationen durch Gallensteine [L190]

10

10.3.2 Perforiertes Ulcus duodeni

Definition und Erklärungen

Ein perforiertes Ulcus duodeni ist ein durchgebrochenes Zwölffingerdarmgeschwür (➤ Abb. 10.3).

Es kommt es zum Austritt von Darminhalt und Keimen in die Bauchhöhle. Die Folge sind anfangs lokale, später generalisierte Entzündungsreaktionen mit Sepsis und Schock.

Das Ulcus duodeni ist meist an der Vorder- und Hinterwand des Bulbus duodeni lokalisiert. Es entsteht aufgrund eines Ungleichgewichts zwischen aggressiven und defensiven Schleimhautfaktoren.

Ursachen:

- Helicobacter pylori
- Einnahme von nichtsteroidalen Antirheumatika (NSAR)
- Nikotin
- Stress

R	• Evtl. anamnestisch bekannte Ulkuserkrankung, evtl. Einnahme von NSAR • Anfangs stechender, gut lokalisierbarer Schmerz, evtl. in den Rücken ausstrahlend • Später diffuser Abdominalschmerz • Abwehrspannung des Bauchs, Patient zieht die Beine an (Schonhaltung) • Übelkeit und Erbrechen (kaffeesatzartig) • Evtl. Schocksymptome
E	Emergency Call (Notruf)
S	Stabile Vitalfunktionen? Falls nicht: CPR
C	Lagerung nach Befinden des Patienten, bei Bewusstlosigkeit stabile Seitenlage
U	• Fortlaufende Kontrolle von Vitalzeichen und Vigilanz • Erbrochenes aufbewahren, bis der Notarzt Aussehen und Menge beurteilen konnte
E	• Patienten beruhigen • Venösen Zugang schaffen, Gabe von Volumen (NaCl-Lösung)

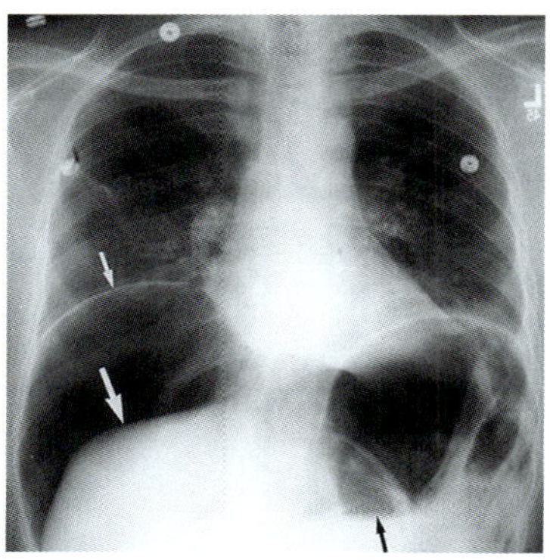

Abb. 10.3 Röntgenbild (im Stehen) eines Patienten mit Perforation des Magen-Darm-Trakts. Man erkennt unter den Zwerchfellkuppeln dünne Luftsicheln. [E525]

10.3.3 Akute Pankreatitis

Definition und Erklärungen

Bei der akuten Pankreatitis (Bauchspeicheldrüsenentzündung) handelt es sich um eine akute Entzündung des Pankreasgewebes. Es kann zur Selbstandauung des Organs kommen (> Abb. 10.4), wenn Enzymvorstufen des Pankreassekrets bereits innerhalb der Drüse und nicht erst im Dünndarm aktiviert werden.

Ursachen sind überwiegend Alkoholabusus oder Gallensteine.

R	• Akuter, heftiger, gürtelförmiger Oberbauchschmerz, der bis in den Rücken ausstrahlt (DD: Herzinfarkt) • Übelkeit, Appetitlosigkeit, Erbrechen, Meteorismus • Auskultatorisch paralytischer Ileus • Inspektorisch periumbilikales Cullen-Phänomen bei nekrotisierendem Prozess (periumbilikale Zyanose) • Palpatorisch elastische Bauchdecke, der sog. „Gummibauch“ • Evtl. Schockzeichen (10 % d. F. lebensbedrohlicher Verlauf)
E	Emergency Call (Notruf)
S	Stabile Vitalfunktionen? Falls nicht: CPR
C	Lagerung nach Wunsch des Patienten, bei Schock stabile Seitenlage
U	Fortlaufende Kontrolle von Vitalzeichen und Vigilanz
E	• Venösen Zugang schaffen, Gabe von Volumen (NaCl-Lösung) • Nahrungskarenz, auch keine orale Gabe von Medikamenten

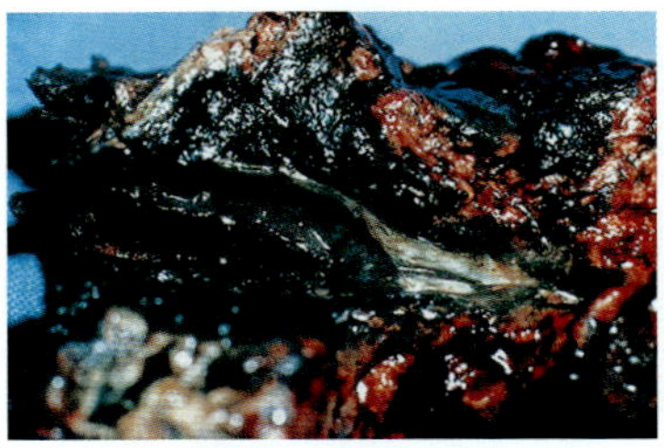

Abb. 10.4 Nekrotisierende Pankreatitis. OP-Präparat: Die schwarz-grünlichen Bereiche sind nekrotische Areale. [M430]

10.3.4 Perforiertes Ulcus ventriculi

Definition und Erklärungen

Ein perforiertes Ulcus ventriculi ist ein durchgebrochenes Magengeschwür.

Wie beim perforierten Ulcus duodeni kommt es zum Austritt von Darminhalt und Keimen in die Bauchhöhle. Folge sind anfangs lokale, später generalisierte Entzündungsreaktionen mit Sepsis und Schock.

Das Ulcus ventriculi ist meist im distalen Korpus und Antrum an der kleinen Kurvatur lokalisiert. Es entsteht durch ein Ungleichgewicht zwischen aggressiven und defensiven Schleimhautfaktoren. Im Gegensatz zur Erosion handelt es sich hier um eine Läsion der Magenschleimhaut, bei der die Muscularis durchbrochen ist (➤ Abb. 10.5).

Ursachen:

- Helicobacter pylori
- Einnahme von NSAR
- Nikotin
- Stress

R	• Evtl. anamnestisch bekannte Ulkuserkrankung, evtl. Einnahme von NSAR • Anfangs stechender, gut lokalisierbarer Schmerz, evtl. in den Rücken ausstrahlend, später diffuser Abdominalschmerz • Abwehrspannung des Bauchs, Patient zieht die Beine an (Schonhaltung) • Übelkeit und Bluterbrechen • Evtl. Schocksymptome
E	Emergency Call (Notruf)
S	Stabile Vitalfunktionen? Falls nicht: CPR
C	Lagerung nach Befinden des Patienten, bei Bewusstlosigkeit stabile Seitenlage
U	• Fortlaufende Kontrolle von Vitalzeichen und Vigilanz • Erbrochenes aufbewahren, bis der Notarzt Aussehen und Menge beurteilen konnte
E	• Patienten beruhigen • Venösen Zugang schaffen, Gabe von Volumen (NaCl-Lösung)

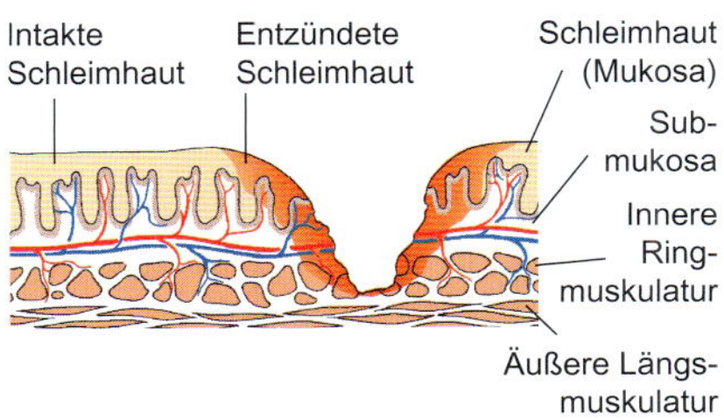

Abb. 10.5 Schematische Darstellung eines Ulkus. Der Defekt reicht bis in die Muskelwand hinein. Die Perforation ist nahe. [L190]

10.3.5 Milzruptur

Definition und Erklärungen

Die Milzruptur ist eine Verletzung der Milz.

Die Milz ist ein Organ von sehr weicher Konsistenz und weist eine beträchtliche Blutfülle auf (➤ Abb. 10.6). Daher ist sie besonders stark verletzungsgefährdet. Linksseitige Rippenfrakturen, stumpfe Bauchtraumen sowie Spontanrupturen z. B. bei einer myeloischen Leukämie führen zu massiven Blutungen in die freie Bauchhöhle.

Es wird unterschieden:
- Einzeitige Milzruptur: zeitgleiche Verletzung von Milzparenchym und Milzkapsel
- Zweizeitige Milzruptur: Einblutungen ins Milzparenchym, während die Milzkapsel zunächst intakt bleibt. Bei stärkerer Einblutung Perforation der Milzkapsel nach einigen Tagen

R	• Stumpfes Bauchtrauma (Prellmarken) oder Rippenfraktur auf der li. Seite • Pos. Ballance-Zeichen (Perkussion der li. Flanke → Dämpfung) • Pos. Kehr-Zeichen (in die li. Schulter ausstrahlender Schmerz mit Hauthyperästhesie) • Pos. Saegesser-Zeichen (Druck auf den Milzpunkt → Schmerz) • Lokale Abwehrspannung • Schockzeichen
E	Emergency Call (Notruf)
S	Stabile Vitalfunktionen? Falls nicht: CPR
C	Lagerung auf den Rücken mit Knierolle (zur Entlastung der Bauchdecke), bei Bewusstlosigkeit stabile Seitenlage
U	• Fortlaufende Kontrolle von Vitalzeichen und Vigilanz • Auf Anzeichen eines Volumenmangelschocks achten
E	• Patienten beruhigen • Venösen Zugang schaffen, Gabe von Volumen (NaCl-Lösung)

Cave
Bei einer Milzruptur droht stets ein Volumenmangelschock.

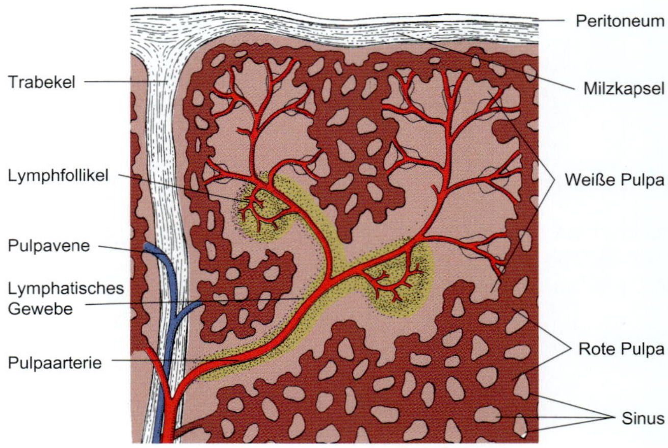

Abb. 10.6 Feinbau der Milz [L190]

10.3.6 Nierenkolik

Definition und Erklärungen

Die Nierenkolik ist ein äußerst schmerzhafter Zustand, der im Rahmen einer Nierensteinerkrankung (Nephrolithiasis) entstehen kann: Ein Nierenstein ist in die ableitenden Harnwege gelangt und verursacht dort heftigste Kontraktionen der glatten Muskulatur (➤ Abb. 10.7).

R	• Heftigste, krampfartige, wellenförmige Schmerzen in der Flanke • Bewegungsdrang während der Kolik (typisch) • Schmerzausstrahlung in den Rücken → Stein im Nierenbecken oder im oberen Bereich des Harnleiters • Schmerzausstrahlung in Skrotum oder Schamlippen → Stein im unteren Bereich des Harnleiters • Evtl. Übelkeit und Erbrechen • Evtl. Subileus (reflektorisch) • Evtl. Makro- und/oder Mikrohämaturie
E	Emergency Call (Notruf)
S	Stabile Vitalfunktionen? Falls nicht: CPR
C	Lagerung nach Befinden des Patienten, zu beachten ist der Bewegungsdrang des Patienten
U	Engmaschige Überwachung des Patienten
E	• Patienten beruhigen • Venösen Zugang schaffen, Gabe von Volumen (NaCl-Lösung) • Gegebenenfalls Gabe eines Spasmolytikums (Buscopan® PLUS-Zäpfchen)

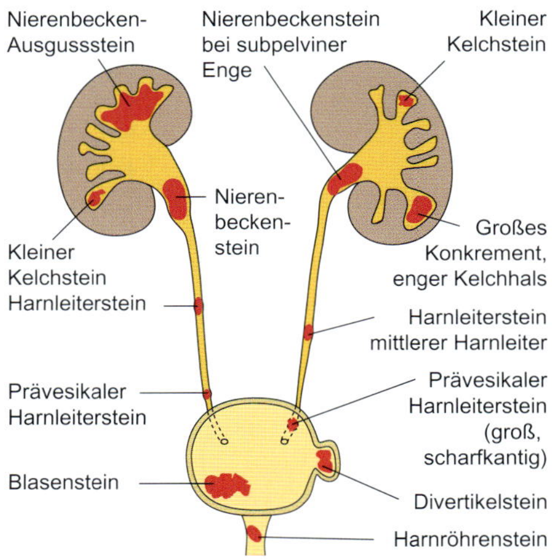

Abb. 10.7 Steinformen und -lokalisationen bei Nephro-/Urolithiasis [L157]

10.4 Unterbauch

10.4.1 Akute Appendizitis

Definition und Erklärungen

Eine akute Appendizitis ist eine akute Entzündung des Wurmfortsatzes.

In der Regel ist die Entzündung die Folge einer Verengung bzw. Verlegung des Appendixlumens durch:

- Kotsteine
- Fremdkörper
- Entzündliche Schleimhautschwellungen
- Verwachsungen (Narbenstränge)

Die Verengung bzw. Verlegung führt dann zur Entleerungsstörung des Appendix mit der Folge der Entzündung; dabei erkranken am häufigsten Kinder und Jugendliche.

Die Diagnose einer akuten Appendizitis ist oft schwierig, da nur ca. 50 % der Patienten die klassischen Symptome haben. Ein weiterer Grund sind Lagevarianten der Appendix vermiformis (➤ Abb. 10.8)

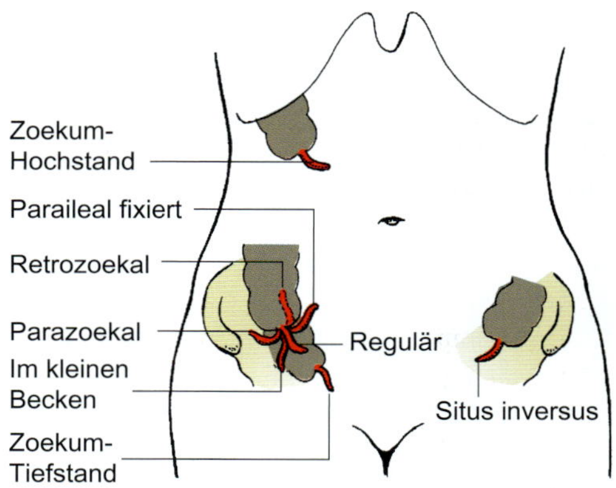

Abb. 10.8 Lagevarianten der Appendix vermiformis [L157]

Die Appendixlage ist variabel: In der Regel rechter Unterbauch, aber auch retrozökal, im kleinen Becken bei Zökumtiefstand, rechter Oberbauch bei Zökumhochstand. Folglich ist der Schmerz im rechten Unterbauch zwar häufig, aber nicht obligatorisch.

Bei Schmerzen im Unterbauch können die in ➤ Tab. 10.2 aufgeführten Tests durchgeführt werden, um eine Appendizitis zu diagnostizieren.

Tab. 10.2 Appendizitis-Zeichen.

Bezeichnung, Zeichen/Test	Durchführung/Beschreibung	Befund
McBurney	Der McBurney-Punkt liegt zwischen dem äußeren und mittleren Drittel der Verbindungslinie zwischen Bauchnabel und re. Spina iliaca anterior superior.	Schmerz bei Palpation
Lanz	Der Lanz-Punkt liegt zwischen dem rechten und mittleren Drittel der Verbindungslinie zwischen rechter und linker Spina iliaca anterior superior.	Schmerz bei Palpation
Blumberg	Das Blumberg-Zeichen bezeichnet einen kontralateralen Loslassschmerz: Druck in der Mitte der Verbindungslinie zwischen li. Spina iliaca anterior superior und Bauchnabel ausüben.	Plötzliche Druckentlastung → Schmerz im rechten Unterbauch (kontralateraler Loslassschmerz)
Psoas-Test	Der Patient hebt das gestreckte rechte Bein gegen Widerstand an.	Schmerz im rechten Unterbauch
Douglas-Zeichen	Der Diagnostiker führt eine rektale Palpation durch (Mastdarm wird in Richtung Appendix geschoben).	Schmerz
Rovsing-Zeichen	Das Kolon wird entgegen der Peristaltik ausgestrichen (umstritten, da evtl. Gefahr der Perforation).	Schmerz im rechten Unterbauch

R	• Periumbilikale oder epigastrische Bauchschmerzen, Verlagerung in den rechten Unterbauch nach Stunden • Appetitlosigkeit • Übelkeit, Erbrechen • Meist Stuhl- und Windverhalt • Evtl. erhöhte Körpertemperatur (Temperaturdifferenz axillar – rektal > 1 °C) • Lokale Abwehrspannung • Positive Appendizitis-Zeichen (➤ Tab. 10.2) • Bei Perforation: akutes Abdomen (➤ Kap. 10.2)
E	Emergency Call (Notruf)
S	Stabile Vitalfunktionen? Falls nicht: CPR
C	Lagerung nach Befinden des Patienten (evtl. Schonhaltung), Knierolle zur Entlastung der Bauchdecke
U	Fortlaufende Vital- und Vigilanzkontrolle
E	• Patienten beruhigen • Venösen Zugang schaffen, Gabe von Volumen (NaCl-Lösung)

10.4.2 Invagination

Definition und Erklärungen

Bei einer Invagination handelt es sich um eine Einstülpung eines Darmabschnitts in den folgenden kaudalen Darmabschnitt. Am häufigsten stülpt sich das Ileum in das Zökum (Blinddarm) oder Colon ascendens (aufsteigender Dickdarm). Es kommt zur Abschnürung der Mesenterialgefäße und nachfolgender Darmnekrose durch Ischämie.

Ebenso kann sich ein Magenabschnitt in den Magen oder den Dünndarm schieben.

Vorkommen meist bei Säuglingen und Kleinkindern < 3 Jahren, bei Erwachsenen meist als Komplikation bei Divertikeln, Adhäsionen oder Tumoren des Darms.

R	• Plötzliche, starke krampfartige Bauchschmerzen • Schreiattacken bei Kindern und Säuglingen • Erbrechen • Evtl. Blut- und Schleimabgang • Palpatorisch walzenförmiger Tumor meist im rechten Unterbauch (Invaginationsresistenz) • Evtl. Kollaps
E	Emergency Call (Notruf)
S	Stabile Vitalfunktionen? Falls nicht: CPR
C	Lagerung nach Befinden des Patienten (evtl. Schonhaltung), Knierolle zur Entlastung der Bauchdecke
U	Fortlaufende Vitalzeichen- und Vigilanzkontrolle
E	• Beruhigung des Patienten und der Eltern • Venösen Zugang schaffen, Gabe von Volumen (NaCl-Lösung)

10.4.3 Akuter Harnverhalt

Definition und Erklärungen

Wenn die gefüllte Harnblase nicht spontan geleert werden kann, spricht man von einem Harnverhalt.

Ursachen:

- Mechanisch: z. B. Prostatahyperplasie, Prostatakarzinom, Phimose, Urethratumor oder -verletzung
- Neurogen: z. B. durch Bandscheibenvorfall (Cauda-equina-Syndrom)
- Psychisch: z. B. durch Angst, Scham
- Medikamentös: z. B. durch Anästhetika

Überlaufblase: Übersteigt der Blasendruck den Verschlussdruck des M. sphincter vesicae internus, werden kleine Mengen Urin willkürlich oder unwillkürlich abgegeben, die Blase bleibt jedoch schmerzhaft gefüllt.

R	• Schmerzen im Unterbauch • Harndrang mit Überlaufinkontinenz • Unruhe • Tachykardie, Hypotonie • Inspektorisch und palpatorisch Tumor im Unterbauch
E	Emergency Call (Notruf)
S	Stabile Vitalfunktionen? Falls nicht: CPR
C	Lagerung nach Befinden des Patienten
U	Engmaschige Überwachung des Patienten
E	• Venösen Zugang schaffen, jedoch keine Gabe von Volumen, nur Zugang offen halten (sonst noch mehr Urinproduktion) • Katheterisierung der Blase, sofern der Heilpraktiker dies aufgrund von Berufserfahrung oder Training beherrscht (z. B. vorherige Ausbildung/Tätigkeit in der Krankenpflege)

10.4.4 Akute Divertikulitis

Definition und Erklärungen

Eine akute Divertikulitis ist eine akute Entzündung eines Divertikels.

Divertikel sind erworbene sackförmige Ausstülpungen eines Hohlorgans, meist des Dickdarms. Sie sind häufig symptomlos. Wenn sie sich entzünden, kommt es zur Divertikulitis mit Schmerzen. Da Divertikel häufig im Colon sigmoideum lokalisiert sind (➤ Abb. 10.9), spricht man bei deren Entzündung auch von einer „Linksappendizitis".

R	• Evtl. bereits Divertikel bekannt • Anamnestisch oft Obstipation, Diarrhö • Krampfartige Schmerzen je nach Lokalisation der Divertikel, häufig linker Unterbauch mit Verschlimmerung bei Defäkation • Fieber • Palpatorisch walzenförmiger Tumor **Komplikationen:** Perforation, Blutungen, Ileus
E	Emergency Call (Notruf)
S	Stabile Vitalfunktionen? Falls nicht: CPR
C	Lagerung nach Befinden des Patienten
U	Engmaschige Überwachung des Patienten
E	• Patienten beruhigen • Venösen Zugang schaffen, Volumengabe (NaCl-Lösung)

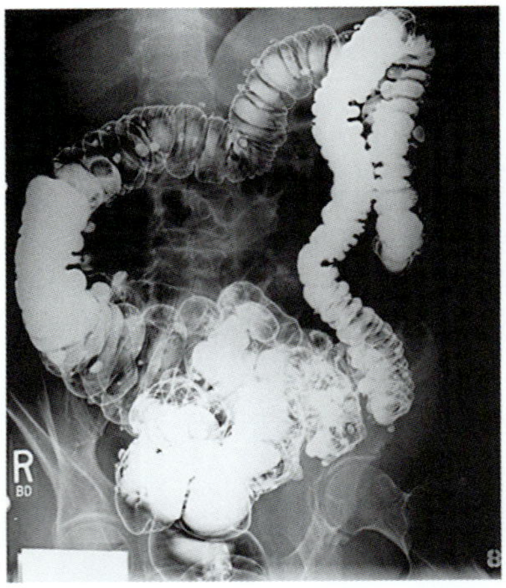

Abb. 10.9 Divertikulose von Sigma und Colon descendens in der Doppelkontrastdarstellung [E526]

10.4.5 Adnexitis

Definition und Erklärungen

Eine Adnexitis ist eine Entzündung von Eileitern und Eierstöcken (> Abb. 10.10).
Sie zählt zu den Infektionen des oberen Genitaltrakts.
Meist handelt es sich um eine aufsteigende Infektion aus der Vagina. Begünstigende Faktoren sind:

- Wochenbett
- Menstruation
- Intrauterinpessare
- Operative Eingriffe am Genitale (z. B. Ausschabung)

R	• Akute Unterleibschmerzen, meist einseitig, obwohl oft beide Seiten betroffen sind • Übelriechender Ausfluss (Fluor), gelblich-grün gefärbt • Fieber • Übelkeit und Erbrechen (bei Beteiligung des Peritoneums)
E	Emergency Call (Notruf)
S	Stabile Vitalfunktionen? Falls nicht: CPR
C	Lagerung mit Knierolle zur Entlastung der Bauchdecke
U	Engmaschige Überwachung der Patientin
E	• Beruhigung der Patientin • Venösen Zugang schaffen, Volumengabe (NaCl-Lösung)

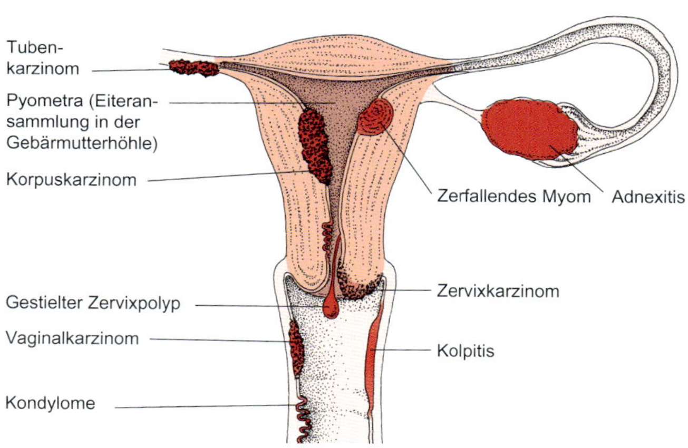

Abb. 10.10 Adnexitis und andere Erkrankungen der weiblichen Geschlechtsorgane [L190]

10.4.6 Extrauteringravidität

Definition und Erklärungen

Eine Extrauteringravidität ist die Einnistung eines befruchteten Eis außerhalb des Uterus (➤ Abb. 10.11). In 99 % der Fälle sind dies die Eileiter, weshalb umgangssprachlich auch häufig von Eileiterschwangerschaft gesprochen wird.

Begünstigende Faktoren:

- Adnexitiden in der Anamnese
- Sterilitätsbehandlung
- Endometriose
- Frühere Extrauteringravidität
- Intrauterinpessare
- Angeborene Anomalien der Tuben

Cave

Bei Tubenruptur Blutung in die freie Bauchhöhle → Volumenmangelschock

R	• Ziehende einseitige Unterbauchschmerzen • Sekundäre Amenorrhö • Danach leichte vaginale Schmierblutung Unsichere Schwangerschaftszeichen: Brustspannen, Übelkeit
E	Emergency Call (Notruf)
S	Stabile Vitalfunktionen? Falls nicht: CPR
C	Flachlagerung mit Knierolle zur Entlastung der Bauchdecke, ggf. Schocklage
U	Engmaschige Überwachung der Patientin
E	• Patientin beruhigen • Venösen Zugang schaffen, Volumengabe (NaCl-Lösung)

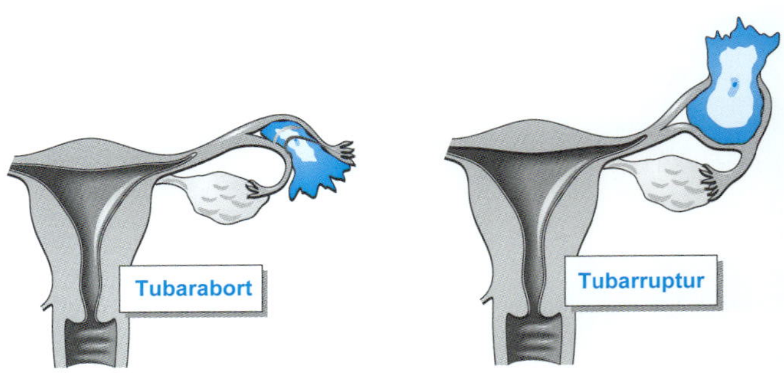

Abb. 10.11 Extrauteringravidität mit Tubarruptur und Tubarabort [L190]

10.4.7 Inkarzerierte Hernie

Definition und Erklärungen

Eine Hernie ist ein Bruch in der Bauchwand, die aus Muskeln, Fett und Bindegewebe besteht. Dabei weist die Bauchwand vor allem zwei klinisch relevante Schwachstellen auf. Diese sind der Bauchnabel und der Leistenring. Bei einer Inkarzeration (Einklemmung) kommt es dann dazu, dass Darmanteile in diesen Bruchstellen eingeklemmt werden (sog. inkomplette Inkarzeration).

Die wesentlich bedrohlichere Variante ist eine komplette Inkarzeration, bei der es zur Unterbrechung der Stuhlpassage und Ischämie der Darmwand kommt (mechanischer Ileus und Darmgangrän). In der Folge tritt eine Durchwanderungsperitonitis auf.

R	• Bei der inkompletten Inkarzeration: Da die Stuhlpassage noch erhalten ist, zeigen sich relativ wenig Symptome, wird oft erst durch die Peritonitis erkannt • Bei der kompletten Inkarzeration: Bruchregion sehr schmerzhaft, gerötet, geschwollen • Symptome eines Ileus (➤ Kap. 10.5.2) mit akutem Abdomen (➤ Kap. 10.2) • Inspektorisch Hernie sichtbar
E	Emergency Call (Notruf). „Über einem eingeklemmten Bruch darf die Sonne weder auf- noch untergehen.“
S	Stabile Vitalfunktionen? Falls nicht: CPR
C	Lagerung nach Befinden des Patienten, Knierolle zur Entlastung der Bauchdecke
U	Engmaschige Überwachung des Patienten
E	• Patienten beruhigen • Venösen Zugang schaffen, Volumengabe (NaCl-Lösung)

10

10.4.8 Hodentorsion

Definition und Erklärungen

Die Hodentorsion ist eine Hodenverdrehung: Der Hoden dreht sich mit dem Nebenhoden um den Samenstrang. Dabei wird die Blutversorgung abgeschnürt (arteriell und venös). Dies kann zum Untergang von Hodengewebe und damit zum Hodenverlust führen, wenn nicht rasch chirurgisch interveniert wird.

Betroffen sind häufig Säuglinge und Jugendliche (➤ Abb. 10.12). Begünstigend wirkt eine abnorme Beweglichkeit des Hodens.

Cave

Eine Hodentorsion muss innerhalb von 4–6 Stunden operativ versorgt werden; nur dann besteht die Chance, den Hoden zu retten.

R	• Plötzlich einsetzender stärkster Schmerz in betroffenem Hoden und Leistenregion • Übelkeit, Erbrechen • Unfähigkeit zu laufen • Betroffener Hoden steht höher als der gesunde Hoden • Bläulich verfärbtes Skrotum mit Ödem • Fehlender Kremasterreflex • Negatives Prehn-Zeichen (Anheben des Hodens verstärkt den Schmerz) DD: Epididymitis (➤ Kap. 10.4.9)
E	
S	Stabile Vitalfunktionen? Vitalfunktionen sind in der Regel nicht gefährdet. Falls doch: CPR
C	Lagerung breitbeinig liegend, Säuglingen keine Windel mehr anlegen, nur in ein warmes Tuch wickeln.
U	Engmaschige Überwachung des Patienten
E	• Patienten beruhigen • Venösen Zugang schaffen, Volumengabe (NaCl-Lösung); Notarzt wird ggf. Zugang für Schmerzmedikation nutzen wollen.

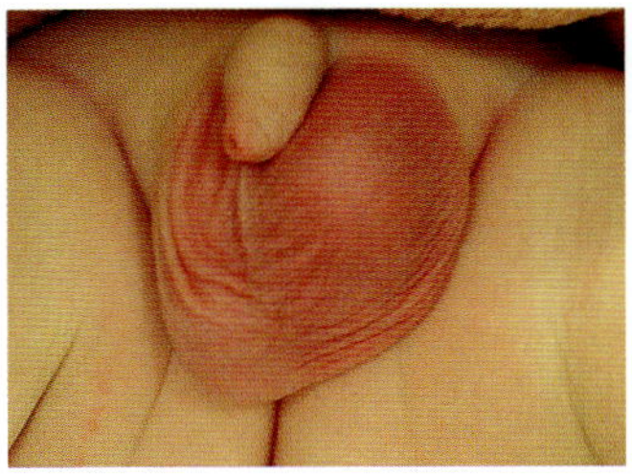

Abb. 10.12 Akutes Skrotum bei einem Kleinkind. Mögliche Ursachen sind z. B. die Hodentorsion, Orchitis und Tumoren. [F276]

10.4.9 Epididymitis

Definition und Erklärungen

Hierbei handelt es sich um eine Entzündung des Nebenhodens (➤ Abb. 10.13).
Sie ist meist Folge einer Urethritis oder Prostatitis.

R	• Starke Schmerzen im Skrotum mit Ausstrahlung in Leistenbereich und Unterbauch • Fieber • Allgemeines Krankheitsgefühl • Rötung und Schwellung des Nebenhodens und Hodens • Positives Prehn-Zeichen (Anheben des Hodens lindert die Beschwerden) DD: Orchitis, Hodentorsion
E	Emergency Call (Notruf)
S	Stabile Vitalfunktionen? Vitalfunktionen sind in der Regel nicht gefährdet.
C	Hochlagerung des Hodens auf Niveau der Oberschenkel (mittels Hodenbänkchen oder Handtuch), Kühlung
U	Engmaschige Überwachung des Patienten
E	• Patienten beruhigen • Venösen Zugang schaffen, Volumenzufuhr (NaCl-Lösung); Notarzt wird ggf. Zugang für Schmerzmedikation nutzen wollen.

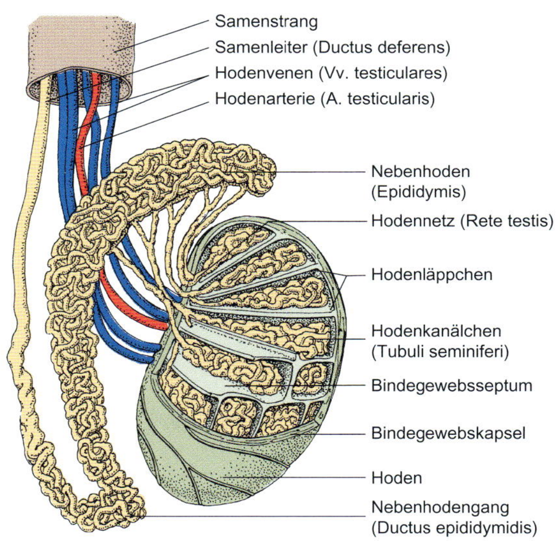

Abb. 10.13 Hoden, Nebenhoden und Anfangsteil des Samenleiters. Oben links ist das distale Ende des Samenstrangs nach seinem Austritt aus dem Leistenkanal mit allen Gefäßen dargestellt. [L190]

10.5 Diffuse Bauchschmerzen

10.5.1 Akute Gastroenteritis

Definition und Erklärungen

Cave

Für eine akute Gastroenteritis kann sich nach § 24 i.V.m. § 6 und § 7 IfSG ein Behandlungsverbot für den Heilpraktiker ergeben. Bei Vorliegen der Voraussetzungen aus § 6 IfSG besteht zudem Meldepflicht.

Cave

Bei älteren Menschen, Säuglingen und Kleinkindern besteht erhöhte Gefahr der Exsikkose mit nachfolgendem Volumenmangelschock!

Hierbei handelt es sich um eine akute Entzündung der Schleimhäute von Magen, Dünndarm und je nach Erreger evtl. auch des Dickdarms. Die Ursachen können Krankheitserreger (Bakterien, Viren, Protozoen, Pilze) oder auch Lebensmittelvergiftungen sein.

R	• Keine Prodromi, plötzlicher Beginn • Fieber • Erbrechen, Diarrhö • Periumbilikale krampfartige Schmerzen (evtl. sogar Zeichen eines akuten Abdomens) • Inspektorisch Exsikkosezeichen • Auskultatorisch Hyperperistaltik • Palpatorisch weiches Abdomen
E	Emergency Call (Notruf) bei akutem Abdomen und/oder Exsikkose
S	Stabile Vitalfunktionen? Falls nicht: CPR
C	Lagerung nach Befinden des Patienten
U	Fortlaufende Vital- und Vigilanzkontrolle
E	• Patienten beruhigen • Venösen Zugang schaffen, zügige Volumenzufuhr (NaCl-Lösung)

10.5.2 Ileus

Definition und Erklärungen

Ein Ileus ist eine akute Störung der Darmpassage.

Hiervon werden zwei Arten unterschieden:

1. Mechanischer Ileus (➤ Abb. 10.14): Darmpassage ist obstruiert (z. B. durch Briden, Gallensteine, Tumor)
2. Paralytischer Ileus: Peristaltik ist gelähmt (z. B. bei Mesenterialinfarkt, intraabdominalen Entzündungen)

R	• Übelkeit, Erbrechen; später evtl. Koterbrechen • Meteorismus mit Stuhl- und Windverhalt • Starke Schmerzen • Auskultatorisch: – Hyperperistaltik, metallisch klingende Darmgeräusche → mechanischer Verschluss – Geringe bis fehlende Peristaltik, Totenstille → paralytischer Verschluss
E	Emergency Call (Notruf)
S	Stabile Vitalfunktionen? Falls nicht: CPR
C	Lagerung nach Befinden des Patienten, Knierolle ist hilfreich zur Entlastung der Bauchdecke. Bei kreislaufinstabilen Patienten Schocklage
U	Engmaschige Überwachung des Patienten
E	Venösen Zugang schaffen, Gabe von Volumen (NaCl-Lösung)

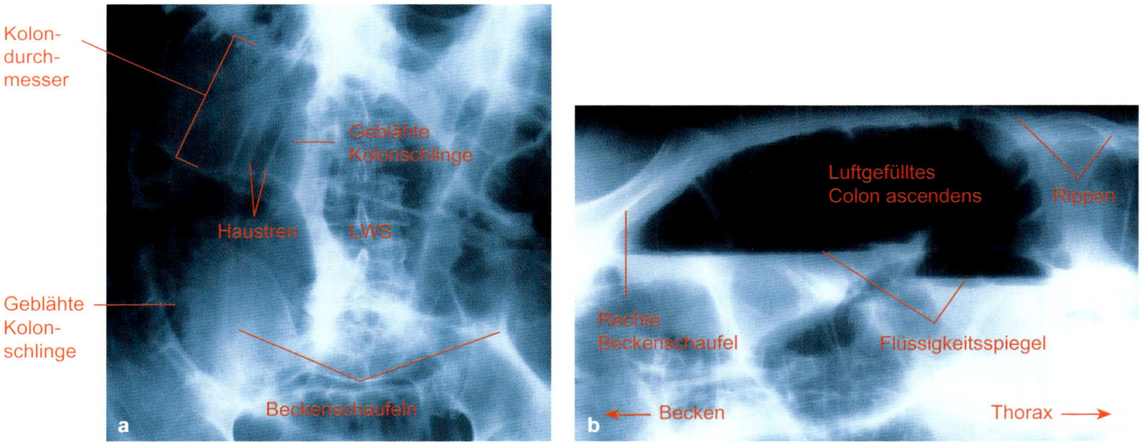

Abb. 10.14 Abdomenübersicht bei mechanischem Ileus
a) Aufnahme im Stehen: Die Kolonschlingen sind mit Luft gefüllt und massiv gedehnt.
b) Aufnahme im Liegen: Geblähte Darmschlingen und Flüssigkeitsspiegel sind gut zu erkennen. [T170]

10.5.3 Akute Peritonitis

Definition und Erklärungen

Cave

Bei der Peritonitis handelt es sich um eine lebensbedrohliche Erkrankung (Letalität 50 %)!

Die akute Peritonitis ist eine akute Entzündung des Bauchfells.
Die primäre Peritonitis (z. B. durch hämatogene Streuung) ist eher selten, häufiger dagegen findet sich die sekundäre Peritonitis durch Verletzungen oder Erkrankungen der Bauchorgane, z. B.:

- Perforation eines Hohlorgans (Appendizitis, Magenulkus)
- Chemisch-toxisch (lokale Einwirkung z. B. von Galle, Urin, Zysteninhalt)
- Postoperativ bei Anastomoseninsuffizienz nach Darm-OP
- Durchwanderungsperitonitis bei Mesenterialinfarkt, Ileus

R	• Akutes Abdomen mit heftigen, bewegungsabhängigen Bauchschmerzen (Leitsymptom) • Brettharter Bauch • Obstipation und Meteorismus • Übelkeit, Erbrechen • Fieber und Schüttelfrost • Zeichen eines paralytischen Ileus • Evtl. Zeichen eines Schocks durch Flüssigkeitsverluste in den Darm und Gefäßweitstellung
E	Emergency Call (Notruf)
S	Stabile Vitalfunktionen? Falls nicht: CPR
C	Lagerung mit Knierolle zur Entlastung der Bauchdecke, bei kreislaufinstabilen Patienten Schocklage
U	Fortlaufende Vital- und Vigilanzkontrolle
E	• Patienten beruhigen • Venösen Zugang schaffen, Gabe von Volumen (NaCl-Lösung)

10.5.4 Ruptur eines Bauchaortenaneurysmas

Definition und Erklärungen

Hierbei handelt es sich um einen Riss eines vorhandenen Aneurysmas in der Bauchaorta (➤ Abb. 10.15).
Aneurysmen sind arterielle Gefäßaussackungen, die häufig aufgrund einer Arteriosklerose erworben sind (selten angeboren). Ein Bauchaortenaneurysma liegt meist zwischen der Durchtrittsstelle der Aorta durch das Zwerchfell und der Aufgabelung in die Aa. iliacae. Der Erkrankungsgipfel liegt nach dem 50. Lebensjahr.

Cave

Die Ruptur eines Aneurysmas stellt eine lebensbedrohliche Komplikation dar und zeigt sich als akutes Abdomen mit einer Letalitätsrate von 70 % vor Operationsbeginn.

R	• Evtl. ist bereits ein Aortenaneurysma anamnestisch bekannt • Zeichen eines akutes Abdomens (➤ Kap. 10.2) • Starke Schmerzen • Schockzustand
E	Emergency Call (Notruf)
S	Stabile Vitalfunktionen? Falls nicht: CPR
C	Lagerung flach liegend, je nach Zustand des Patienten Schocklage, stabile Seitenlage
U	Fortlaufende Vital- und Vigilanzkontrolle
E	• Patienten beruhigen • Venösen Zugang schaffen, Gabe von Volumen (NaCl-Lösung). • Sofortige chirurgische Intervention notwendig!

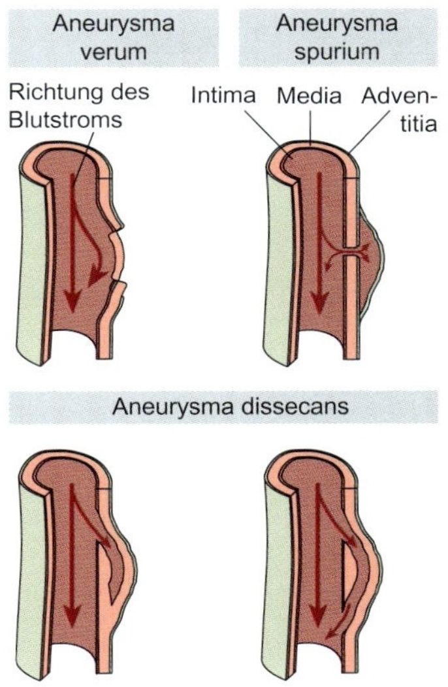

Abb. 10.15 Schematische Darstellungen der verschiedenen Aneurysmaformen [L115]

10.5.5 Mesenterialinfarkt

Definition und Erklärungen

Cave
Ein Mesenterialinfarkt ist eine lebensbedrohliche Erkrankung, die eine akute Ischämie und folgend eine Darmnekrose nach sich zieht. Die Letalitätsrate liegt bei 90 %.

Ein Mesenterialinfarkt ist ein Verschluss einer Mesenterialarterie durch einen Thrombus oder Embolus mit der Folge einer akuten Störung der arteriellen Durchblutung des Darms (➤ Abb. 10.16). In den meisten Fällen ereignet sich die Thrombose oder Embolie auf dem Boden einer bereits bestehenden Arteriosklerose der entsprechenden Mesenterialarterie.

R	Drei Phasen: • Krampfartige heftige Bauchschmerzen bis zum Vernichtungsschmerz • Mehrere Stunden andauerndes Intervall mit Rückläufigkeit der Beschwerden („fauler Friede“) • Durchwanderungsperitonitis, paralytischer Ileus (auskultatorisch Todesstille), blutige Durchfälle, diffuser Druckschmerz, Abwehrspannung, Schocksymptome
E	Emergency Call (Notruf)
S	Stabile Vitalfunktionen? Falls nicht: CPR
C	Lagerung flach mit Knierolle zur Entlastung der Bauchdecke, je nach Kreislaufsituation aber Schocklage. Bei Bewusstlosigkeit stabile Seitenlage
U	Fortlaufende Vital- und Vigilanzkontrolle
E	• Patienten beruhigen • Venösen Zugang schaffen, Gabe von Volumen (NaCl-Lösung)

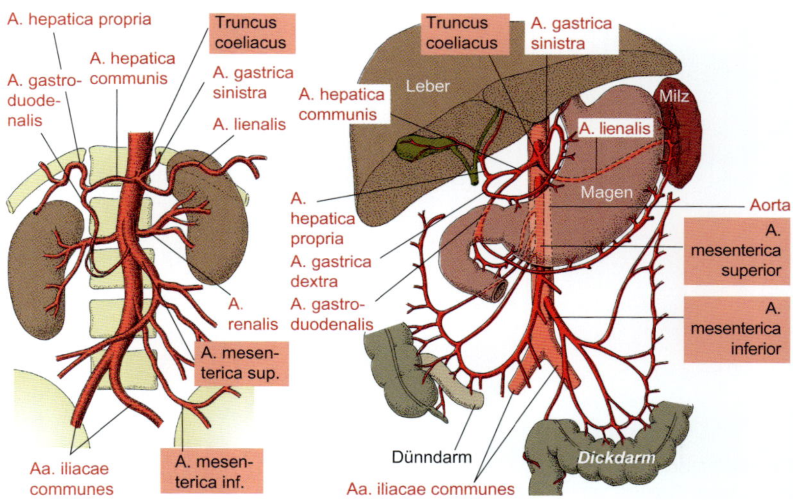

Abb. 10.16 Arterielle Blutversorgung der Abdominalorgane: rechts die Darstellung als „Situs“, also zusammen mit den zugehörigen Organen, links nach Entfernung aller Organe außer der Nieren [L190]

KAPITEL

11 Extremitätenschmerz

11.1 Zeichen und Tests im Bein- und Fußbereich

Bei Schmerzen in den unteren Extremitäten können die in ➤ Tab. 11.1 genannten Zeichen und Tests Hinweise auf die mögliche Diagnose geben.

Tab. 11.1 Zeichen und Tests im Bein- und Fußbereich.

Bezeichnung	Durchführung/Beschreibung	Hinweis auf
Meyer-Druckpunkte	Schmerz bei Kompression der Wade	Phlebothrombose
Payr-Zeichen	Schmerz bei Druck auf die Innenseite der Fußsohle	Phlebothrombose
Hohmann-Zeichen	Wadenschmerz bei Dorsalflexion des Fußes	Phlebothrombose
Pratt-Warnvenen	Inspektion auf horizontal verlaufende oberflächliche Venen an der vorderen Tibiakante	Phlebothrombose
Kernig-Zeichen	Patient liegt oder sitzt mit in der Hüfte gebeugten Beinen Positiv: keine Streckung im Kniegelenk möglich	Bandscheibenschaden, Meningismus
Lasègue-Zeichen	Das gestreckte Bein des auf dem Rücken liegenden Patienten anheben. Positiv: Schmerzen (Verstärkung durch Dorsalflexion des Fußes möglich: Bragard-Zeichen)	Ischiassyndrom, Meningismus
Knie-Hacken-Versuch	Patient liegt mit geschlossenen Augen auf Rücken und versucht, mit der Ferse eines Beines das Knie des anderen zu berühren und mit der Ferse entlang der Schienbeinkante nach unten und wieder nach oben zu führen. Positiv: Unsicherer Bewegungsablauf	Störungen des extrapyramidalen Systems (z. B. Kleinhirntumor)

11.2 Akuter Arterienverschluss

Definition und Erklärungen

Ein akuter Arterienverschluss ist ein akuter Verschluss einer peripheren Arterie. Sie ist häufig Folge einer Embolie, meist aus dem linken Vorhof des Herzens, insbesondere bei Vorhofflimmern, Mitralklappenfehlern bzw. Mitralklappenersatz (> Abb. 11.1). Weitere Ursache kann eine Thrombose bei fortschreitender peripherer arterieller Verschlusskrankheit (pAVK) sein.

Lokalisation: Aortenbifurkation (10 %), Femoralisgabel (45 %), A. poplitea (15 %), Unterschenkel-/Fußarterien (20 %), Armarterien (10 %).

Cave
Ältere Menschen sind besonders gefährdet.

R	Hinweise auf einen Arterienverschluss sind die „6 × P“: • Pain: Plötzliche heftige Schmerzen, Ruheschmerz distal der Stenose • Pallor: Blässe, Marmorierung • Pulslessness: fehlender Puls distal des Gefäßverschlusses • Paresthesia: Missempfindungen, Taubheitsgefühl • Paralysis: Bewegungsunfähigkeit • Prostration: Schock
E	Emergency Call (Notruf)
S	Stabile Vitalfunktionen? Falls nicht: CPR
C	Tieflagerung der kranken Extremität zur Erhöhung der Durchblutung. Bei eintretenden Schocksymptomen wird die gesunde Extremität hoch gelagert, um zumindest ansatzweise eine typische Schocklage herzustellen.
U	Ständige Kontrolle der Vitalfunktionen, Inspektion und Palpation der betroffenen Extremität
E	• Zugang legen (an der nicht betroffenen Extremität) und Volumengabe (NaCl-Lösung) • Wärmeerhalt

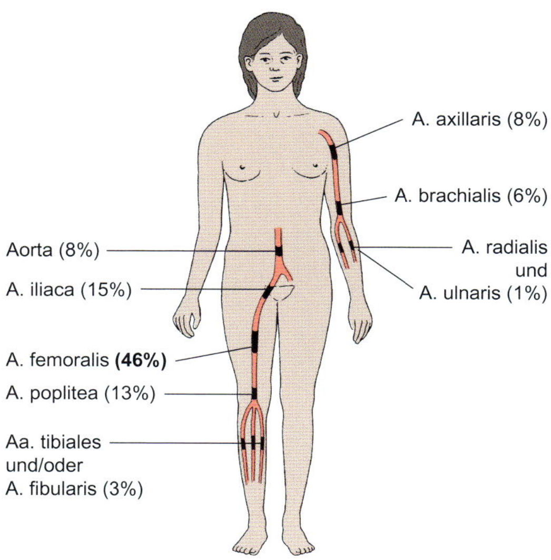

Abb. 11.1 Lokalisation embolischer Arterienverschlüsse (nach Kappert). Hauptprädilektionsstelle für einen embolischen Gefäßverschluss ist die A. femoralis mit annähernd 50 %. [L157]

11

11.3 Phlebothrombose

Definition und Erklärungen

Cave
Ältere und adipöse Menschen sind besonders gefährdet, eine Thrombose zu erleiden.

Es handelt sich um einen vollständigen oder teilweisen Verschluss im tiefen Venensystem durch einen Thrombus. Vorkommen meist an den unteren Extremitäten (➤ Abb. 11.2), begünstigt durch die Virchow-Trias (Gefäßwandschaden, herabgesetzte Blutströmungsgeschwindigkeit, veränderte Blutzusammensetzung).
Hauptgefahr ist die Verschleppung des Thrombus in die Lunge mit der Folge einer Lungenembolie.

R	• Überwärmung der betroffenen Extremität • Schwellung (Umfangsdifferenz zum gesunden Bein > 1,5 cm) • Schmerzen in der betroffenen Extremität • Überwärmung • Livide Verfärbung • Pratt-Warnvenen • Positive Thrombosezeichen (z. B. Meyer-, Payr-, Hohmann-Zeichen) (➤ Tab. 11.1) • Allgemeinsymptome wie Fieber, Tachykardie
E	Emergency Call (Notruf)
S	Stabile Vitalfunktionen? Falls nicht, CPR
C	Extremität hoch lagern und etwas unterpolstern, um Druckstellen zu vermeiden; absolute Ruhigstellung der Extremität wegen Gefahr der Lungenembolie
U	Ständige Kontrolle der Vitalfunktionen
E	• Beruhigung des Patienten • Zugang legen, Volumengabe (NaCl-Lösung)

Cave
Besonders Atmung beachten, da bei einer Phlebothrombose die Gefahr einer Lungenembolie besteht.

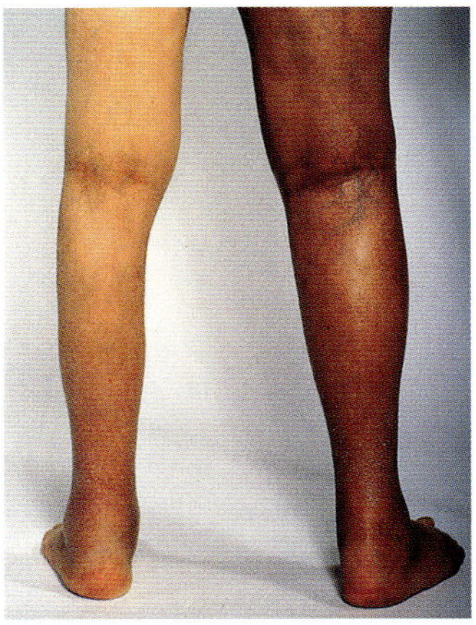

Abb. 11.2 Ausgeprägte Phlebothrombose [R230]

KAPITEL

12 Unfälle und Verletzungen

12.1 Wunden

Definition und Erklärungen

Eine Wunde ist eine Zerstörung von Gewebe durch äußere Gewalteinwirkung.

Man unterscheidet:

- Mechanische Wunden, z. B. Schnittwunde, Stichwunde, Platzwunde, Bisswunde, Schürfwunde
- Chemische Wunden durch Säuren oder Laugen
- Strahlenbedingte Wunden durch radioaktive Strahlung
- Thermische Wunden durch Wärme- oder Kälteexposition

R	• Sichtbarer Defekt von Haut, Schleimhaut und/oder subkutanem Gewebe, auch Muskeln, Sehnen und innere Organe können betroffen sein • Prellmarke bei geschlossener Wunde durch Prellung, Quetschung • Blutung (stark oder schwach blutend) bei offener Wunde • Evtl. sichtbare Knochen (bei offenen Brüchen)
E	Emergency Call (Notruf) bei großflächiger oder tiefer Wunde
S	Stabile Vitalfunktionen? Falls nicht: CPR
C	Lagerung immer entsprechend der Verletzung, blutende Körperteile möglichst über Herzniveau lagern
U	Ständige Kontrolle der Vitalfunktionen
E	• Beruhigung des Patienten • Sterile Wundauflage anbringen und dann bei stark blutenden Wunden Druckverband anlegen (➤ Kap. 2.2) • Falls möglich: Venösen Zugang schaffen, Infusionstherapie (NaCl-Lösung)

12.2 Säuren- oder Laugenverätzung

Definition und Erklärungen

Hierbei kommt es zu Gewebsverätzungen durch Säuren oder Laugen.

Verätzungen durch Laugen oder Säuren (z. B. Putzmittel, Spülmittel, Shampoo) führen, wenn die Substanzen eingenommen wurden, zu heftigen Schmerzen im Mund- und Speiseröhrenbereich und zum Speichelfluss.

Verätzungen können auch an Augen (➤ Kap. 12.3) und Haut auftreten. Am häufigsten betroffen sind kleine Kinder.

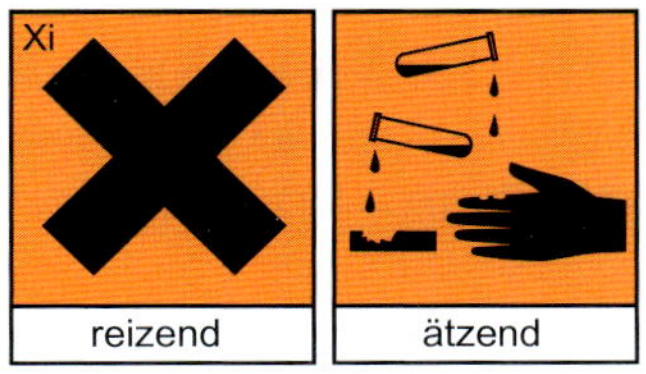

Abb. 12.1 Ätzende und reizende Stoffe sind grundsätzlich mit einem Gefahrensymbol gekennzeichnet, z. B. auf Haushaltsflaschen oder Gefahrenguttransporten. [L157]

R	• Evtl. Befragung des Betroffenen noch möglich • Evtl. Indizien vorhanden, z. B. Behälter der Substanz (➤ Abb. 12.1) • Heftige Schmerzen und Speichelfluss • Inspektion: verätzte Haut gleicht einer Verbrennung, Schleimhäute sind verquollen, mit weißen Belägen oder Blutungen versehen • Tachykardie, Hypotonie
E	Emergency Call (Notruf)
S	Stabile Vitalfunktionen? Falls nicht: CPR
C	Lagerung nach Befinden des Patienten
U	Ständige Kontrolle der Vitalfunktionen
E	• Beruhigung des Patienten • Betroffene Hautstellen von Kleidung befreien und mit reichlich Wasser spülen; wenn kein Wasser vor Ort, auch mit anderen Flüssigkeiten spülen, Substanz vorsichtig abtupfen • Offene Wunden steril abdecken • Bei Einnahme einer Substanz kein Erbrechen provozieren, Gefahr der weiteren Gewebsverletzung • Giftnotruf kontaktieren (➤ Kap. 2.1.2) • Nach Rücksprache mit der Giftnotrufzentrale Betroffenen zur Verdünnung etwa 200 ml Wasser schluckweise trinken lassen (nicht mehr, wegen Gefahr des Erbrechens bzw. auch Perforation) • Falls möglich: Venösen Zugang schaffen, Volumengabe (NaCl-Lösung)

Cave

Eigenschutz beachten: immer Handschuhe tragen!

12

12.3 Augenverletzungen und -verätzungen

Definition und Erklärungen

Cave

Verätzungen mit Laugen schädigen das Auge stärker als Säuren. Laugen können das Auge innerhalb einer Minute perforieren.

Zu unterscheiden sind:
- Augenverätzungen: Sie entstehen durch Kontakt des Auges mit Laugen oder Säuren.
- Perforierende Verletzungen: Ein Fremdkörper (Metall-, Holzsplitter, Stein) trifft mit hoher Geschwindigkeit auf das Auge und durchdringt die Schichten (sog. Perforation).
- Lidverletzungen: durch stumpfe Gewalt (z. B. Ball trifft auf das Auge) oder scharfe Gewalt (z. B. Bissverletzung)

R	• Augenverätzung: Schmerzen, Rötung, Hornhauterosion, -trübung • Perforierende Verletzung: Fremdkörpergefühl, Visusverlust, Lichtscheu, Schmerzen, Tränenfluss, sichtbare Verletzung • Lidverletzung: Schmerzen, Tränenfluss, Lidschwellung, sichtbare Verletzung
E	Emergency Call (Notruf)
S	Stabile Vitalfunktionen? Vitalfunktionen sind in der Regel vorhanden.
C	Lagerung nach Befinden des Verletzten
U	Ständige Kontrolle der Vitalfunktionen und der Vigilanz
E	• Nach Verätzung schnelles und ausgiebiges Spülen des Auges von innen nach außen zur Vermeidung von Verätzungen des anderen Auges (➤ Abb. 12.2) • Abdeckung beider Augen mit sterilen Kompressen oder Schutzkappen • Falls möglich: Zugang legen

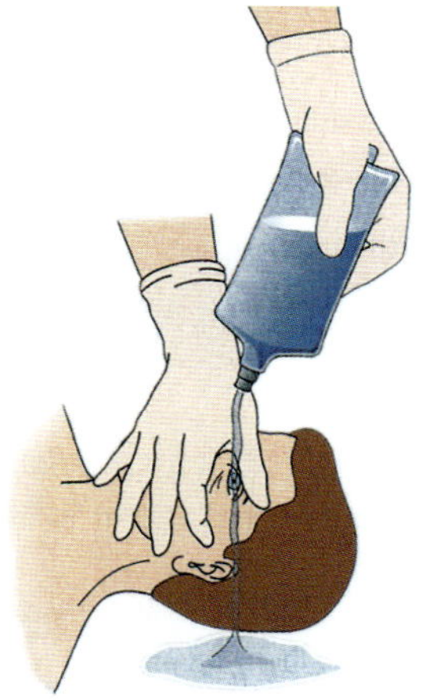

Abb. 12.2 Spülung des Auges nach Verätzung [L106]

12.4 Frakturen und Luxationen

Definition und Erklärungen

Eine Fraktur ist ein Knochenbruch. Er entsteht zumeist durch Gewalteinwirkung von außen (z. B. Verkehrsunfälle, Stürze, Arbeitsunfälle), kann aber auch im Rahmen einer Grunderkrankung entstehen (z. B. Osteoporose, Knochentumoren).
Es wird unterschieden:

- Geschlossene Fraktur: Die Haut um die Frakturstelle ist intakt (➤ Abb. 12.3).
- Offene Fraktur: Die Haut ist eröffnet, muss frühzeitig operiert werden, um Infektionen zu vermeiden, chirurgischer Notfall.

Ein verkürztes und nach außen rotiertes Bein deutet auf eine Oberschenkelhalsfraktur hin, der Patient gibt Schmerzen in der Leiste an und auch bei Druck auf den Trochanter.

Eine Luxation ist eine Verrenkung: Die Gelenkpartner eines Gelenks werden voneinander getrennt, meist durch Gewalteinwirkung bedingt. Die meisten Luxationen betreffen die Schulter, gefolgt von Patella-, Hand- und Hüftluxationen.

Cave
Ältere Menschen sind stärker sturzgefährdet und haben oft aufgrund einer Osteoporose ein erhöhtes Frakturrisiko (insbesondere Oberschenkelhalsfrakturen, ➤ Kap. 16.2).

R	• **Sichere Frakturzeichen:** Extremität abnorm beweglich/verdreht, Kreptitation („Knirschen“) bei Bewegung, Fehlstellung, sichtbare Knochenteile • **Unsichere Frakturzeichen:** Schmerzen, Schwellung, Hämatom, Bewegungseinschränkung • **Zeichen einer Luxation:** starke Schmerzen, Deformierung des Gelenks, tastbare Delle, aufgehobene Beweglichkeit, „federnder Widerstand“
E	Emergency Call (Notruf)
S	Stabile Vitalfunktionen? Falls nicht: CPR
C	• Lagerung nach Befinden und Ausmaß der Verletzung, bei Fraktur betroffene Extremität ruhigstellen und wenn möglich hochlagern • Schocklagerung bei Kreislaufinstabilität
U	Fortlaufende Vitalzeichen- und Vigilanzkontrolle
E	• Beruhigung des Patienten • Falls möglich: venösen Zugang schaffen, Infusionstherapie (NaCl-Lösung) • DMS-Prüfung (Durchblutung, Motorik, Sensibilität) im Seitenvergleich • Offene Brüche steril abdecken, Druckverband bei starker Blutung • Kühlung

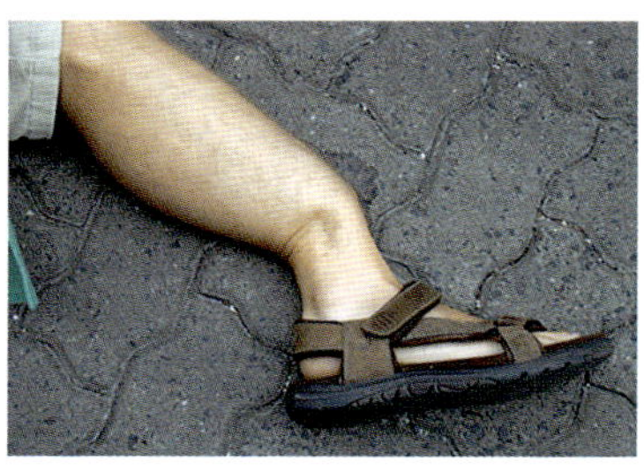

Abb. 12.3 Geschlossene Unterschenkelfraktur [M235]

12.5 Wirbelfraktur

Definition und Erklärungen

Wie andere Frakturen auch, entstehen Wirbelfrakturen zumeist durch Gewalteinwirkung (z. B. Sturz aus großer Höhe); auch eine Überbiegung der Wirbelsäule nach ventral oder dorsal kann zum Wirbelbruch führen. Sog. Spontanfrakturen entstehen ohne jede Gewalteinwirkung, häufig im Rahmen einer Osteoporose.

Cave

Bei Wirbelfrakturen besteht die Gefahr, dass durch Knochenbruchstücke das Rückenmark geschädigt wird.

R	• Druck-, Klopf-, Stauchungsschmerzen im betroffenen Bereich der Wirbelsäule • Neurologische Störungen möglich: – Gestörte oder fehlende Sensibilität und Motorik der Extremitäten – Spontaner Harn- oder Stuhlabgang – Bewegungsstörungen bis hin zu Lähmungen – Pathologische Reflexe • Schocksymptome
E	Emergency Call (Notruf)
S	Stabile Vitalfunktionen? Falls nicht: CPR
C	Lagerung vermeiden, Patienten so liegen lassen, wie er vorgefunden wurde
U	Ständige Kontrolle der Vitalfunktionen
E	• Beruhigung des Patienten • Falls möglich: venösen Zugang schaffen, Infusionstherapie (NaCl-Lösung) • Entfernung des Helms bei Motorradfahrern nur bei notwendiger CPR • Wärmezufuhr

12.6 Schädel-Hirn-Trauma (SHT)

Definition und Erklärungen

Bei einem SHT kommt es zu einer Schädelverletzung, die das Gehirn mit beeinträchtigt.

Folgende Arten des SHT werden unterschieden:

- Mit oder ohne Fraktur des Schädelknochens
- Gedeckt oder offen. Bei einem offenen SHT ist die Dura mater mit verletzt und es entsteht eine Verbindung zwischen dem Gehirn und der Außenwelt. Mögliche Komplikationen sind dann z. B. Hirnabszesse und Meningitis.
- Mit oder ohne intrakranielle Blutung (Komplikation: Hirndruck ↑)

SHT entstehen häufig durch Unfälle, Stürze oder Schläge. Es muss immer davon ausgegangen werden, dass gleichzeitig eine HWS-Verletzung vorliegt.

Anhand der Dauer und der Schwere (Einschätzung nach Glasgow Coma Scale, ➤ Kap. 3.1.1) der Bewusstseinsstörung kann das SHT in drei Grade unterteilt werden (➤ Tab. 12.1)

Tab. 12.1 Schweregrade des Schädel-Hirn-Traumas.

SHT 1. Grades, Commotio cerebri	SHT 2. Grades, Contusio cerebri (Gehirnprellung)	SHT 3. Grades, Contusio cerebri bis Compressio cerebri (Gehirnquetschung)
Bewusstseinsstörung nach Trauma etwa 5 Min.	Bewusstseinsstörung nach Trauma < 30 Min.	Bewusstseinsstörung nach Trauma > 30 Min.
Glasgow Coma Scale 15–13 Punkte	Glasgow Coma Scale 12–9 Punkte	Glasgow Coma Scale 8–3 Punkte

R	• Ausprägung der Symptome je nach Schwere des SHT: Kopfschmerzen, Schwindel, Übelkeit, Erbrechen, Bewusstseinsstörungen, neurologische Ausfälle, Pupillendifferenz, Atemstörungen, Kreislaufdysregulation • Möglicherweise sind Platzwunden am Kopf oder andere Verletzungen im Kopfbereich zu erkennen. • Bei offenem SHT ist ein Austreten von Hirnmasse möglich.
E	Emergency Call (Notruf)
S	Stabile Vitalfunktionen? Falls nicht: CPR
C	Lagerung mit ca. 30° erhöhtem Oberkörper, HWS-Immobilisation, bei Bewusstlosigkeit stabile Seitenlage
U	Patienten genau beobachten, um eine Eintrübung des Bewusstseins frühzeitig zu bemerken.
E	• Gegebenenfalls heraustretende Hirnmasse nicht reponieren • Offene Wunden steril abdecken und wenn nötig Blutstillung • Gegebenenfalls Sauerstoffgabe • Falls möglich: Venösen Zugang schaffen, Volumengabe (NaCl)

Cave

Von außen lässt sich niemals beurteilen, wie schwer die Gehirnbeteiligung ist.

12.7 Schädelbasisfraktur

Definition und Erklärungen

Bei einer Schädelbasisfraktur kommt es zu einem Bruch der knöchernen Schädelbasis. Auch hier sind Gewalteinwirkungen (z. B. Schläge, Stürze) die Hauptursache.

Es werden offene und geschlossene Schädelbasisfrakturen unterschieden.

R	**Symptome eines SHT** • Blutungen im Augenbereich (Monokel- oder Brillenhämatom) • Blut- und Liquorfluss aus Nase, Rachen und Ohren (Beweis für offene Fraktur) • In 50 % der Fälle Hirnnerven betroffen (N. facialis, N. abducens, N. vestibulocochlearis, N. opticus am häufigsten) → Schwindel, Doppelbilder, Gesichtsfeldausfälle, Hörverlust
E	Emergency Call (Notruf)
S	Stabile Vitalfunktionen? Falls nicht: CPR
C	Lagerung mit ca. 30° erhöhtem Oberkörper, bei Bewusstlosigkeit stabile Seitenlage
U	Ständige Kontrolle der Vitalfunktionen
E	• Beruhigung des Patienten • Falls möglich: Venösen Zugang schaffen, Volumengabe (NaCl) • Gegebenenfalls offene Wunden versorgen

KAPITEL

13 Vergiftungen und Rauschzustände

13

Bei Vergiftungen und Rauschzuständen ist es wichtig zu wissen, auf welchem Weg das Gift in den Körper gelangt ist (➤ Abb. 13.1). Nur dann können adäquate Maßnahmen ergriffen werden, die eine weitere Resorption verhindern (z. B. Magenspülung, Abwaschen der Haut).

Bei Vergiftungen durch Medikamente, Drogen und andere Giftstoffe gilt es zunächst Kontakt zu einer Giftnotrufzentrale (➤ Kap. 2.1.2) aufzunehmen. Nur auf deren Anraten sollte der Heilpraktiker den Patienten, sofern dieser bei Bewusstsein ist, zur Verdünnung der Giftkonzentration Wasser, Saft oder Tee (keinesfalls Milch!) trinken lassen. In vielen Fällen ist auch die Gabe von Kohletabletten sinnvoll, da Kohle für eine schnelle und effektive Bindung der Giftstoffe im Magen-Darm-Trakt sorgt.

Das Herbeiführen von Erbrechen (sog. induziertes Erbrechen) wird als Sofortmaßnahme nicht mehr empfohlen, da einerseits die Wirksamkeit nicht belegt werden konnte und andererseits Komplikationen (z. B. Aspiration) entstehen können.

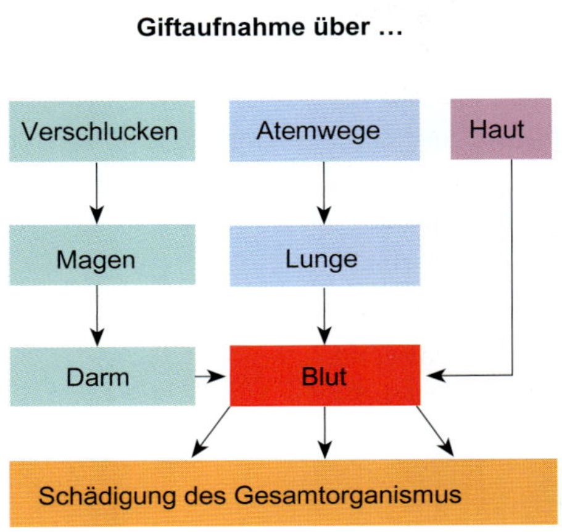

Abb. 13.1 Möglichkeiten der Giftaufnahme [A400]

13.1 Alkoholvergiftung

Definition und Erklärungen

Eine Alkoholvergiftung ist eine Vergiftung des Organismus mit Alkohol, wodurch alle Vitalfunktionen des Betroffenen beeinträchtigt werden.

Die aufgenommene Menge Alkohol, die Aufnahmegeschwindigkeit und die Alkoholtoleranz des Betroffenen bestimmen den Grad der Vergiftung. Alkohol wird durch die Alkoholdehydrogenase abgebaut, ca. 0,1 ‰/Std.

R	Es werden vier Stadien der Alkoholvergiftung unterschieden: • Stadium 1: 1–2 ‰, herabgesetzte Schmerzwahrnehmung, Enthemmung, Koordinationsstörungen • Stadium 2: 2–2,5 ‰, Aggression, Muskelschlaffheit, Amnesie • Stadium 3: 2,5–4 ‰, Bewusstlosigkeit, unkontrollierter Stuhl- und Harnabgang • Stadium 4: > 4 ‰, Koma, Bradypnoe, Hypothermie
E	Emergency Call (Notruf)
S	Stabile Vitalfunktionen? Falls nicht: CPR
C	Je nach Bewusstseinszustand wird sich der Patient unter Umständen nicht lagern lassen; bei Bewusstlosigkeit stabile Seitenlage
U	Ständige Kontrolle der Vitalfunktionen
E	• BZ messen, evtl. Gabe von Glukose notwendig, da Alkohol den BZ senkt • Sofern der Patient bei Bewusstsein: reichlich stilles Wasser zu trinken geben (Verdünnung des Alkoholgifts) • Bei spontanem Erbrechen helfen, aber Erbrechen nicht herbeiführen • Gabe von Aktivkohle zur Giftbindung (sofern Patient nicht bewusstlos) • Venösen Zugang schaffen, Infusionstherapie (NaCl-Lösung) • Sauerstoffgabe

13.2 Nikotinvergiftung

Definition und Erklärungen

Es handelt sich um eine Vergiftung mit Nikotin, wobei dies über die Schleimhäute geschieht, also durch orale Aufnahme von Tabak. Meist geschieht dies in suizidaler Absicht oder versehentlich (insbesondere bei Kleinkindern, z. B. mit Regenwasser gefüllte Aschenbecher). Die Mundschleimhaut nimmt wesentlich höhere Konzentrationen auf als die Lunge, es kommt zu Störungen an folgenden Organsystemen:

- ZNS
- Gastrointestinaltrakt
- Respirationstrankt
- Herz- und Kreislaufsystem

Der Schweregrad der Vergiftung richtet sich nach der aufgenommenen Menge. Die tödliche Dosis beträgt beim Erwachsenen etwa fünf Zigaretten (40–60 mg), beim Kind eine Zigarette (10 mg).

R	• Kopfschmerzen, Schwindel • Tremor • Verstärkter Speichelfluss • Durchfall • Krämpfe • Bewusstseinsstörungen bis hin zum Koma • Übelkeit und Erbrechen • Blutdruckveränderungen • Herzrhythmusstörungen • Schocksymptome
E	Emergency Call (Notruf)
S	Stabile Vitalfunktionen? Falls nicht: CPR
C	Lagerung nach Befinden des Patienten, bei Bewusstlosigkeit stabile Seitenlage
U	Fortlaufende Vitalzeichen- und Vigilanzkontrolle
E	• Sofern Patient bei Bewusstsein: nach Rücksprache mit einer Giftnotrufzentrale Wasser, Saft oder Tee trinken lassen • Venösen Zugang schaffen, Infusionstherapie bei Hypotonie/Schock • Sicherstellen von Materialien (Zigaretten, Tabak, Aschenbecher) • Bei spontanem Erbrechen helfen, aber Erbrechen nicht herbeiführen • Sofern der Patient bei Bewusstsein: Nikotinbindung im Magen-Darm-Trakt durch Kohle

13.3 Benzodiazepinvergiftung

Definition und Erklärungen

Hierbei handelt es sich um eine Vergiftung des Organismus mit Benzodiazepinen. Dies sind Arzneimittel, die angstlösend, muskelentspannend, beruhigend und schlaffördernd wirken (manche sogar antikonvulsiv). Im Zusammenhang mit diesen Wirkungen werden Benzodiazepine oftmals auch als Tranquilizer bezeichnet. Vergiftungen mit diesen Arzneistoffen entstehen in Form von beabsichtigter oder unbeabsichtigter Überdosierung.

- Unbeabsichtigte Überdosierung: v. a. bei älteren Menschen oder Kindern
- Beabsichtigte Überdosierung: Suizidversuch, häufig in Verbindung mit Alkohol

R	Hinweise auf eine Vergiftung mit Benzodiazepinen sind: • Müdigkeit, Benommenheit bis Bewusstlosigkeit • Schlaffer Muskeltonus • Atemdepression bis Atemstillstand (➤ Kap. 9.10) • Blutdruckabfall bis Kreislaufstillstand Die Ausprägung der Symptome richtet sich nach Menge und Resorptionsgeschwindigkeit der eingenommenen Substanz.
E	Emergency Call (Notruf)
S	Stabile Vitalfunktionen? Falls nicht: CPR
C	Bei Bewusstlosigkeit stabile Seitenlage
U	Ständige Kontrolle der Vitalzeichen und Vigilanz
E	• Sofern der Patient bei Bewusstsein: Benzodiazepinbindung im Magen-Darm-Trakt durch Kohle • Sofern Patient bei Bewusstsein: nach Rücksprache mit einer Giftnotrufzentrale Wasser, Saft oder Tee trinken lassen • Bei spontanem Erbrechen helfen, aber Erbrechen nicht herbeiführen • Venösen Zugang legen, Volumengabe (NaCl-Lösung) • Offene Wunden versorgen (z. B. nach Sturz) • Erbrochenes für Notarzt/Krankenhaus sicherstellen (zur Abschätzung der aufgenommen Menge) • Medikamentenpackung sicherstellen, dem Notarzt mitgeben

13.4 Intoxikation durch Halluzinogene, Amphetamine, Kokain

Definition und Erklärungen

Hierbei handelt es sich um Vergiftungen durch Drogen.

Halluzinogene wie z. B. LSD haben über intensivere, veränderte Wahrnehmungen und verändertes Zeit- und Umweltempfinden eine starke Wirkung auf die Psyche, jedoch weniger auf den Körper.

Amphetamine hingegen wirken stark antriebssteigernd und auch appetitzügelnd und haben daher eine starke Wirkung auf den Körper.

Kokain hat eine euphorisierende, antriebssteigernde und halluzinogene Wirkung.

Cave

Amphetamine können zur Dehydratation und somit zu einem Volumenmangelschock (➤ Kap. 5.4) führen.

R	Folgende Vergiftungserscheinungen treten auf: • Halluzinogene: Halluzinationen, Panikattacken, Tachykardie, Hypertonie, Mydriasis, Tremor, Hyperthermie • Amphetamine: Euphorie, Unruhe, Verwirrtheitszustände, Tremor, Tachykardie, Hypertonie, Hyperthermie, Dehydratation (Volumenmangelschock) • Kokain: Unruhe, Panik, Vigilanzstörungen, Übelkeit, Erbrechen, Mydriasis, Hyperthermie, Tachykardie, Arrhythmie, Hypertonie, Krampfanfälle
E	Emergency Call (Notruf)
S	Stabile Vitalfunktionen? Falls nicht: CPR
C	Bei Bewusstlosigkeit stabile Seitenlage
U	Ständige Kontrolle der Vitalfunktionen und Vigilanz
E	• Sofern der Patient bei Bewusstsein: Substanzbindung im Magen-Darm-Trakt durch Kohle • Sofern Patient bei Bewusstsein: nach Rücksprache mit einer Giftnotrufzentrale Wasser, Saft oder Tee trinken lassen • Bei spontanem Erbrechen helfen, aber Erbrechen nicht herbeiführen. • Venösen Zugang schaffen, Infusionstherapie (NaCl-Lösung) • Drogenreste und/oder Erbrochenes sicherstellen und dem Notarzt mitgeben

13.5 Kohlenmonoxid-(CO-) und Kohlendioxid-(CO_2-) Vergiftung

Definition und Erklärungen

Hierbei handelt es sich um Vergiftungen des Organismus durch Kohlenmonoxid und Kohlendioxid

CO kommt in Autoabgasen vor und tritt bei Verbrennungsprozessen auf, wenn nicht ausreichend O_2 zur Verfügung steht (Schwelbrände in geschlossenen Räumen, defekte Öfen). Autoabgase werden häufig in suizidaler Absicht eingesetzt. CO bindet wesentlich stärker an das Hämoglobin der Erythrozyten als O_2 und führt somit zur Hypoxie.

CO_2 findet sich in der Ausatemluft und entsteht bei Gärprozessen (z. B. in Silos, Jauchegruben, Kanalisation). Es verdrängt den Sauerstoff, was zum Erstickungstod führen kann.

R	Hinweise auf eine Kohlenmonoxid-Vergiftung: • Kopfschmerzen, Übelkeit • Dyspnoe, evtl. Cheyne-Stoke-Atmung • Bewusstseinsstörung • Rosig-rote Gesichtsfarbe, da Erythrozyten mit CO beladen sind Hinweise auf eine Kohlendioxid-Vergiftung: • Kopfschmerzen, Schwindel • Dyspnoe, Zyanose • Krämpfe • Bewusstseinsstörung
E	Emergency Call (Notruf)
S	Stabile Vitalfunktionen? Falls nicht: CPR
C	Lagerung mit ca. 30° erhöhtem Oberkörper, bei Bewusstlosigkeit stabile Seitenlage
U	Ständige Kontrolle der Vitalfunktionen
E	• Gabe von reinem Sauerstoff • Beruhigung des Patienten • Venösen Zugang schaffen, Infusionstherapie (NaCl-Lösung)

Cave

Bei allen Erstmaßnahmen Eigenschutz beachten. Nur unter ausreichender Zufuhr von Frischluft Rettungsmaßnahmen einleiten, evtl. kann erst die Feuerwehr mit speziellen Atemschutzgeräten den Betroffenen retten.

13.6 Vergiftung durch Pflanzen oder Insektizide

Definition und Erklärungen

Vergiftungen durch Pflanzen, Pilze (Fliegenpilze, Kahlköpfe) geschehen häufig aus Neugier (z. B. bei Kleinkindern) oder Verwechslung mit essbaren Pflanzen oder Pilzen. Vergiftungen durch Insektizide (Carbamate, Alkylphosphate, z. B. E605) treten bei Verwechslungen oder in suizidaler Absicht auf. Vergiftungen entstehen bereits durch Haut- oder Schleimhautkontakt.

Cave

Eigenschutz beachten. Erstversorgung nur mit Handschuhen, Beatmung nur mit Hilfsmitteln.

R	Symptome: • **Pflanzen:** z. B. Übelkeit, Erbrechen, Panikattacken, Bewusstseinsstörungen, Atem- und Kreislaufstörungen, Mydriasis, Hyperthermie, Tremor • **Insektizide:** Miosis, Muskelschwäche, Schocksymptomatik, Krämpfe, Hypersalivation, Übelkeit, Erbrechen, Vigilanzstörungen • Kontaminierte Hautstellen und Erbrochenes sind blau verfärbt
E	Emergency Call (Notruf)
S	Stabile Vitalfunktionen? Falls nicht: CPR, Eigenschutz beachten
C	Lagerung je nach Befinden des Patienten, bei Bewusstlosigkeit stabile Seitenlage
U	Ständige Kontrolle der Vitalfunktionen und Vigilanz
E	• Sofern der Patient bei Bewusstsein: Giftbindung im Magen-Darm-Trakt durch Kohle • Sofern Patient bei Bewusstsein: nach Rücksprache mit einer Vergiftungsberatungsstelle Wasser, Saft oder Tee trinken lassen • Bei spontanem Erbrechen helfen, aber Erbrechen nicht herbeiführen • Venösen Zugang schaffen, Infusionstherapie (NaCl-Lösung)

13.7 Lebensmittelvergiftung

Definition und Erklärungen

Hierbei handelt es sich um Vergiftungen des Organismus durch Gifte, die in Lebensmitteln vorhanden sind. Zumeist sind dies Enterotoxine von enterotoxinbildenden Bakterien (z. B. *Staphylococcus aureus, Clostridium perfringens*). In der Regel kann der Körper eigenständig die Giftstoffe über den Gastrointestinaltrakt eliminieren, ohne dass es zu bedrohlichen Symptomen kommt.

R	Wenige Stunden nach Einnahme einer Mahlzeit: • Übelkeit, Erbrechen • Durchfälle • Bauchkrämpfe • Zeichen eines Volumenmangelschocks
E	Emergency Call (Notruf)
S	Stabile Vitalfunktionen? Falls nicht: CPR
C	Lagerung je nach Befinden des Patienten, bei beginnendem Schock Schocklage, bei Bewusstlosigkeit stabile Seitenlage
U	Ständige Kontrolle der Vitalfunktionen und Vigilanz
E	• Sofern der Patient bei Bewusstsein: Giftbindung im Magen-Darm-Trakt durch Kohle (Kohle bindet Gifte schnell und effektiv). • Sofern bei Bewusstsein: reichlich Wasser trinken lassen • Bei spontanem Erbrechen helfen, aber Erbrechen nicht herbeiführen • Venösen Zugang legen, Volumengabe (NaCl-Lösung)

Cave

Für eine Lebensmittelvergiftung kann sich nach § 24 i. V. m. § 6 und § 7 IfSG ein Behandlungsverbot für den Heilpraktiker ergeben. Bei Vorliegen der Voraussetzungen aus § 6 IfSG besteht zudem Meldepflicht.

Cave

Insbesondere bei älteren Patienten und Kindern kann es im Rahmen einer Exsikkose aufgrund von Durchfall und Erbrechen zur Belastung und Bedrohung der Vitalwerte kommen.

KAPITEL

14 Hitze- und kältebedingte Notfälle

14.1 Hitzeerschöpfung

Definition und Erklärungen

Die Hitzeerschöpfung ist ein körperlicher Erschöpfungszustand, der durch einen hitzebedingten Mangel an Flüssigkeit und Mineralien bewirkt wird. Ursächlich kommen für diesen Mangel starke Verluste im Rahmen starken Schwitzens einerseits und mangelnde Flüssigkeitszufuhr andererseits in Frage. Besonders gefährdet sind Kinder, Ausdauersportler und – aufgrund der im höheren Alter häufig reduzierten Trinkmenge – betagte Menschen.

R	Die Symptome ähneln den Symptomen des Volumenmangelschocks: • Schwächegefühl • Hyperthermie bis 40 °C • Starker Durst • Übelkeit, Schwindel, Kopfschmerzen • Bewusstseinsstörung bis zur Bewusstlosigkeit • Tachykardie, Hypotonie • Muskelkrämpfe
E	Emergency Call (Notruf), wenn sich durch Flüssigkeitszufuhr und Kühlung der Zustand nicht bessert bzw. wenn die Vitalfunktionen gefährdet sind
S	Stabile Vitalfunktionen? Falls nicht: CPR
C	Lagerung nach Bewusstseinslage: Schocklage, stabile Seitenlage
U	Ständige Kontrolle der Vitalfunktionen
E	• Patienten an einen kühlen, schattigen Ort bringen, Kleidung öffnen, feuchte Tücher • Sofern der Patient bei Bewusstsein: zunächst orale Flüssigkeitszufuhr mit mineralienhaltigen Getränken, z. B. „Iso-Drinks“ • Zugang legen, Volumenzufuhr (NaCl-Lösung)

14.2 Hitzschlag

Definition und Erklärungen

Ein Hitzschlag ist ein Hyperthermiesyndrom. An diesem Terminus lässt sich bereits erkennen, dass ein Hitzschlag eine Überwärmung des Körpers darstellt (Körpertemperatur über 40 °C).

Damit es zu dieser Überwärmung kommen kann, müssen folgende Voraussetzungen gegeben sein:

1. Starke Sonneneinstrahlung
2. Schwitzen alleine kann nicht kompensieren
3. Körper kann nicht ausreichend Wärme abgeben

Daraus folgt, dass ein Hitzschlag ein Versagen der körpereigenen Thermoregulation impliziert. Es kommt zu Störungen des Herz-Kreislauf-Systems mit hypovolämischem Schock und Hirnödemen.

Gefährdet sind insbesondere Kinder, die in z. B. überhitzten Autos zurückgelassen wurden, sowie Sportler und Soldaten in voller Montur.

R	• Hirndrucksymptome durch Hirnödem: Übelkeit, Erbrechen, Kopfschmerzen, Krampfanfälle, Bewusstseinsstörungen bis Bewusstlosigkeit • Heiße, trockene Haut • Temperatur > 40 °C • Tachykardie, Hypotonie
E	Emergency Call (Notruf)
S	Stabile Vitalfunktionen? Falls nicht: CPR
C	Lagerung mit ca. 30° erhöhtem Oberkörper, bei Bewusstlosigkeit stabile Seitenlage
U	Ständige Kontrolle der Vitalfunktionen
E	• Patienten an einen kühlen, schattigen Ort bringen, Kleidung öffnen • Extremitäten und Kopf mit kalten Wickeln kühlen (nicht den Körperstamm) • Sofern Patient bei Bewusstsein: Zunächst orale Flüssigkeitszufuhr mit gekühlten Mineraliendrinks (z. B. „Iso-Drinks“)

14

14.3 Verbrennungen

Definition und Erklärungen

Cave
Kinder und ältere demente Menschen sind besonders gefährdet, da sie die Gefahren nicht einschätzen können.

Eine Verbrennung ist eine Gewebsschädigung durch Einwirkung von:
- Hitze (durch Feuer, heiße Flüssigkeiten bzw. Gegenstände)
- UV-Strahlen oder ionisierende Strahlen

Bei der Verbrennung spielen pathophysiologisch und anatomisch der Verbrennungsgrad (➤ Tab. 14.1) und das Ausmaß der Verbrennung (➤ Abb. 14.1) eine Rolle:

Tab. 14.1 Verbrennungsgrade.

	Schädigung
Grad 1	Hier ist nur die Epidermis betroffen und daher die Verbrennung vollständig reversibel. Es kommt zu Schmerzen, Rötung und leichter Hautschwellung.
Grad 2	Hier sind die Epidermis und die Dermis betroffen. Es kommt zu Blasenbildungen und zu starken Schmerzen. Je nach Tiefe der Dermisbeteiligung kommt es zur Ausheilung ohne (Grad 2a) oder mit Narbenbildung (Grad 2b).
Grad 3	Hier sind die komplette Haut und auch die Subkutis betroffen. Es kommt zu Blasen und Nekrosen bei keinen oder nur geringen Schmerzen (Zerstörung der Hautrezeptoren), irreversibler Zustand.
Grad 4	Hier sind die komplette Haut, die Subkutis und sogar das darunter liegendes Gewebe (Muskulatur, Knochen) betroffen. Es handelt sich um die sog. Verkohlung, die ebenfalls irreversibel ist.

Cave
Verbrennungen führen zu hohem Flüssigkeits- und Elektrolytverlust → Volumenmangelschock → Gefahr bei zweit- oder drittgradiger Verbrennung ab 15 % verbrannter Körperoberfläche (Erwachsene) bzw. ab 10 % (Kinder)

Um das Ausmaß der Verbrennung schnell einschätzen zu können hat, sich die sog. Neuner-Regel bewährt (➤ Abb. 14.1): Hierbei werden Körperareale anhand ihres prozentualen Anteils an der gesamten Körperoberfläche definiert. Der Prozentwert jedes Areals entspricht damit einem Vielfachen der Zahl 9.

Bei Kindern und Säuglingen gelten andere Regeln, da die Körperproportionen hier anders ausfallen.

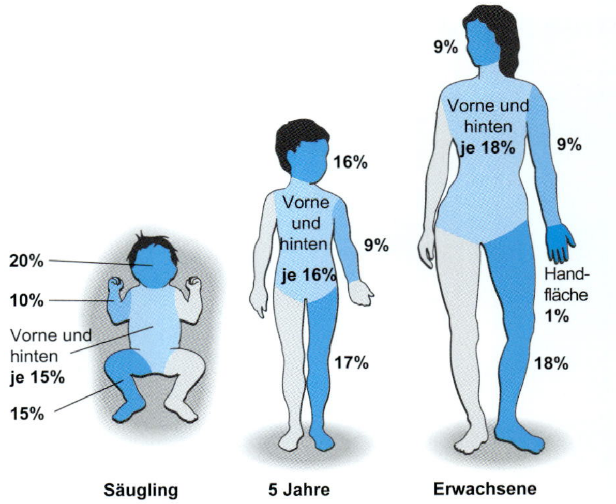

Abb. 14.1 Figurenschema zur Neunerregel [L190]

R	• Als erstes gilt es, die brennende Kleidung zu löschen und die Kleidung rasch, jedoch mit Vorsicht zu entfernen. • Sichtbare Gewebeschäden (Grad 1–4) mit entsprechenden Symptomen • Große Unruhe und Angst • Schocksymptome • Evtl. Atemnot (zusätzliche Rauchvergiftung?) • Bewusstseinsstörung bis zur Bewusstlosigkeit
E	Emergency Call (Notruf)
S	Stabile Vitalfunktionen? Falls nicht: CPR
C	Lagerung je nach Ausmaß der Verletzungen, bei Kreislaufinstabilität Schocklage, bei Bewusstlosigkeit stabile Seitenlage
U	Fortlaufende Vitalzeichen- und Vigilanzkontrolle
E	• Schmerzlinderung: Kleinere Verbrennungen (bis zur Größe der Handfläche des Patienten) sofort mit Wasser kühlen. Erfolgt die Kühlung nicht unmittelbar nach der Verbrennung, so wird sie nicht mehr als schmerzlindernd wahrgenommen. Die Temperatur des Wassers ist dabei nicht so sehr von Bedeutung. Eine Kühlung am Körperstamm gilt als kontraindiziert. Im Gesicht darf mit feuchten Tüchern gekühlt werden. • Wegen Unterkühlungsgefahr dürfen größere Brandwunden nicht gekühlt werden. • Nach Kühlung: Steriles Abdecken verbrannter Hautstellen (hohe Infektionsgefahr) • Möglichst zwei Zugänge legen, Volumengabe (NaCl-Lösung)

Cave

1. Die Anwendung von Hausmitteln (z. B. Mehl) ist kontraindiziert
2. Brandblasen dürfen nicht eröffnet werden
3. Kleidung, die mit der Haut verkrustet ist, darf nicht ausgezogen werden

14.4 Erfrierung und Unterkühlung

Definition und Erklärungen

Eine Erfrierung ist ein Gewebsschaden, der durch anhaltende Einwirkung von Kälte und die damit einhergehende Mangeldurchblutung entsteht.

Von **Erfrierungen** betroffen sind häufig die Körperspitzen, wie Nase, Ohren, Finger und Zehen. Je nach Ausdehnung der dadurch entstehenden Gewebsschädigung unterscheidet man drei Grade der Erfrierung:

- Grad 1: Blässe, Kälte, Schmerzen, Sensibilitätsstörungen
- Grad 2: Blasenbildung (Frostbeulen, ➤ Abb. 14.2), Schmerzen
- Grad 3: Haut blassblau, Hautnekrosen, Mumifikationen

Bei der **Unterkühlung** hingegen ist der gesamte Körper betroffen, dessen Kerntemperatur auf unter 35 °C absinkt (z. B. durch Sturz in kaltes Wasser oder Einbrechen durch eine Eisdecke).

Cave

Sobald die Kerntemperatur unter 30 °C absinkt, besteht die Gefahr, dass die Vitalfunktionen ausfallen.

R	Symptome der Unterkühlung: • < 36 °C Kältezittern, Kältegefühl • < 35 °C Erregung, Verwirrtheit • < 33 °C Rigor, Apathie • < 30 °C Bewusstlosigkeit, Mydriasis, beginnende Lebensgefahr • < 28 °C Kammerflimmern Die Symptome bei Erfrierungen sind abhängig vom Ausmaß der Erfrierung (Grad 1–3)
E	Emergency Call (Notruf)
S	Stabile Vitalfunktionen? Falls nicht: CPR
C	• Horizontallagerung, bei Bewusstlosigkeit stabile Seitenlage • Bei Erfrierungen betroffene Körperareale gut polstern
U	Fortlaufende engmaschige Vitalzeichen- und Vigilanzkontrolle
E	Bei Unterkühlung: • Patienten in warme Umgebung bringen, nasse Kleidung entfernen, Unterlegen einer Rettungsdecke, warm zudecken, nicht bewegen • Keine Zufuhr von aktiver Wärme (z. B. warmes Wasser, Reiben, Wärmeflasche) • Sofern Patient bei Bewusstsein: warme, gezuckerte Getränke reichen • Beruhigung des Patienten • Zugang legen, langsame Volumenzufuhr mit angewärmter NaCl-Lösung • Kein Alkohol, führt zu Vasodilatation und weiterem Wärmeverlust Bei Erfrierungen: • Keine Zufuhr von aktiver Wärme (Reiben, heißes Wasser, Wärmflasche) • Wärmezufuhrversuch durch Körperwärme des Ersthelfers (gilt nicht, wenn die Körperteile bereits hart gefroren sind) • betroffene Körperstellen nicht bewegen • Erfrierung locker abdecken (z. B. Verbandtuch) • Beruhigung des Patienten

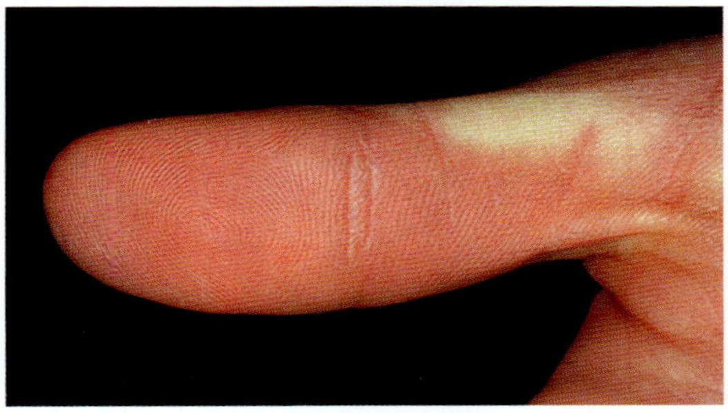

Abb. 14.2 Frostbeule. Bei Erfrierungen 2. Grades kommt es zu ausgeprägten Schwellungen – frühestens nach einem Tag. Die Schmerzempfindung ist erhalten. [M123]

KAPITEL

15 Pädiatrische Notfälle

15.1 Fieberkrampf

Definition und Erklärungen

Ein Fieberkrampf ist ein epileptischer Anfall (Grand-Mal-Anfall, ➤ Kap. 6.2.7), der vor allem bei Säuglingen und Kleinkindern im Rahmen eines schnellen Fieberanstiegs entsteht. Es kommt zu einem raschen Anstieg auf Temperaturen über 39 °C. Dabei spielen für die Entstehung eines Fieberkrampfs weder die Fieberhöhe noch die Fieberursache die primäre Rolle, sondern tatsächlich die Geschwindigkeit des Fieberanstiegs. Fieber senkt die Krampfschwelle im ZNS. Der Krampf dauert in der Regel nur einige Minuten und lässt auch von selbst wieder nach. Bei einem Fieberkrampf gibt es keinen Hinweis auf eine intrakranielle Infektion oder eine andere zerebrale Ursache.

Ursachen:

- Rascher Fieberanstieg
- Familiäre Disposition
- Noch nicht abgeschlossene Entwicklung des Nervensystems

Ab 38 °C liegt bei axillarer Messung Fieber vor; bei rektaler Messung ab 38,5 °C (Ausnahme: Säuglinge: hier ab 38 °C) (➤ Abb. 15.1).

Prophylaxe: Ein schneller Fieberanstieg kann über frühzeitig eingesetzte Wadenwickel abgebremst werden.

R	Siehe Grand-Mal-Anfall (➤ Kap. 6.2.7), darüber hinaus: • Fieber • Gegebenenfalls Zeichen einer infektiösen Erkrankung
E	Emergency Call (Notruf) bei erstmaligem Krampf; bei wiederholtem Krampf dann, wenn er länger als gewöhnlich dauert
S	Stabile Vitalfunktionen? Falls nicht: CPR
C	Patienten so lagern, dass er vor Verletzungen geschützt ist. Beißkeile zum Schutz vor Zungenbiss werden nicht mehr verwendet. Nach dem Anfall Oberkörperhochlagerung, bei Bewusstlosigkeit stabile Seitenlage.
U	Intensive Beobachtung des Patienten, Vigilanz beobachten; Untersuchung auf Begleitverletzungen wie Zungenbiss oder Wunden durch Sturz
E	• Fiebersenkende Maßnahmen: Paracetamol als Zäpfchen (Säuglinge 125 mg, Kleinkinder 250 mg, Schulkinder 500 mg), Wadenwickel • Beruhigung der Eltern • Nach dem Krampfanfall ärztliche Abklärung

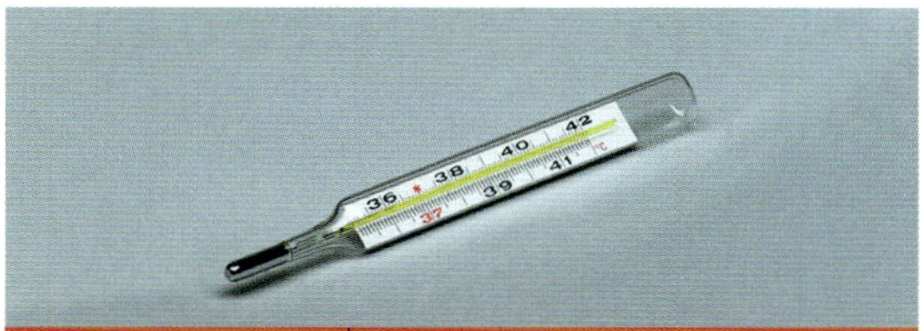

42,6 °C	Eiweißgerinnung im menschlichen Körper → Tod
≥ 41,0 °C	Hyperpyretisches Fieber
≥ 40,0 °C	Sehr hohes Fieber
39,1 – 39,9 °C	Hohes Fieber
38,6 – 39,0 °C	Mäßiges Fieber
38,1 – 38,5 °C	Leichtes Fieber
37,5 – 38,0 °C	Subfebrile Temperatur
36,3 – 37,4 °C	Normaltemperatur
≤ 36,2 °C	Untertemperatur
< 29,0 °C	Kritischer Bereich
ca. 25,0 °C	Unterste Grenze → Tod

Abb. 15.1 Fieberhöhe bei rektaler Temperaturmessung. Die Gefahr eines Fieberkrampfes ist bei schnellem Temperaturanstieg gegeben. [K183]

15.2 Exsikkose bei Durchfall und Erbrechen

Definition und Erklärungen

Eine Exsikkose ist ein Mangel an Körperwasser, der durch ein Missverhältnis zwischen Wasserabgabe und Wasseraufnahme entsteht. Durchfall und Erbrechen sind die Paradefälle für eine verstärkte Wasserabgabe.

Säuglinge und Kleinkinder haben ein erhöhtes Risiko für Exsikkose, da
- sie im Krankheitsfall relativ gesehen mehr Wasser abgeben als Erwachsene,
- ihr System zur Regulation des Wasserhaushalts noch nicht vollständig ausgereift ist.

Ursachen:
- Gastroenteritis: Durchfall und Erbrechen
- Blutverlust
- Vernachlässigung
- Verstärkte Wasserabgabe über Harnwege, Lunge oder über die Haut (Schwitzen, Fieber)

15

R	• Verminderter Hautturgor, stehende Hautfalten (➤ Abb. 15.2) • Eingesunkene große Fontanelle bei Säuglingen • Halonierte Augenringe • Trockene Schleimhäute • Bewusstseinsstörungen, später Schocksymptome (hypovolämischer Schock, ➤ Kap. 5.4)
E	Emergency Call (Notruf)
S	Stabile Vitalfunktionen? Falls nicht: CPR
C	Schocklage bei Schocksymptomen, bei Bewusstlosigkeit stabile Seitenlage
U	Ständige Kontrolle der Vitalfunktionen
E	• Kind warm halten • Orale Flüssigkeitszufuhr, sofern bei Bewusstsein • Zugang legen, Volumengabe (NaCl-Lösung) • Zügiger Transport in Kinderklinik, dort langsame Rehydratation

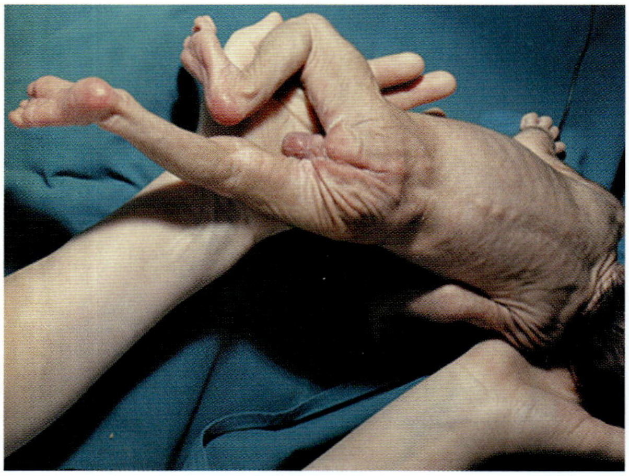

Abb. 15.2 Bei Kindern, die unter einer schweren Exsikkose (Austrocknung) leiden, lässt sich die Haut abheben und die entstandene Hautfalte bleibt längere Zeit bestehen („stehende Hautfalte"). [M429]

15.3 Epiglottitis

Definition und Erklärungen

Bei der Epiglottitis (supraglottische Laryngotracheitis) handelt es sich um eine akute Entzündung der Schleimhaut der Epiglottis (Kehldeckel, ➤ Abb. 15.3), zumeist durch Bakterien bedingt.

Der häufigste Erreger ist *Haemophilus influenzae* Typ B, seltener Streptokokken oder Staphylokokken. Betroffen sind vor allem Kleinkinder (3–5 Jahre). Seit Einführung der Impfung gegen Hämophilus influenzae ist Typ B (Hib) eine nur noch selten auftretende Erkrankung.

R	• Inspiratorischer Stridor • Starke Dysphagie und Dyspnoe ohne Husten • Speichel läuft aus dem Mund • Hohes Fieber • Heftige Angst/Unruhe
E	Emergency Call (Notruf)
S	Stabile Vitalfunktionen? Falls nicht: CPR
C	Oberkörperhochlagerung aufgrund der Atemnot
U	Ständige Kontrolle der Vitalfunktionen aufgrund möglichen Fortschreitens der Atemnot
E	• Beruhigung der Eltern und des Kindes (durch Eltern) • Sauerstoffgabe • Paracetamol-Zäpfchen (125 mg Säugling, 250 mg Kleinkind, 500 mg Schulkind)

Cave

Eine über die Notfalltherapie hinausgehende Behandlung verbietet sich hier, da Haemophilus-influenzae-Infektionen für Heilpraktiker dem Behandlungsverbot unterliegen (§ 24 i.V.m. § 7 IfSG)

Cave

Keine Untersuchung des Rachenraums mit Spatel. Diese kann sich auf den N. vagus wie eine Fremdkörperaspiration auswirken (reflektorischer Herzstillstand), außerdem die entzündliche Schwellung und damit die Atemnot verstärken → Erstickungsgefahr!

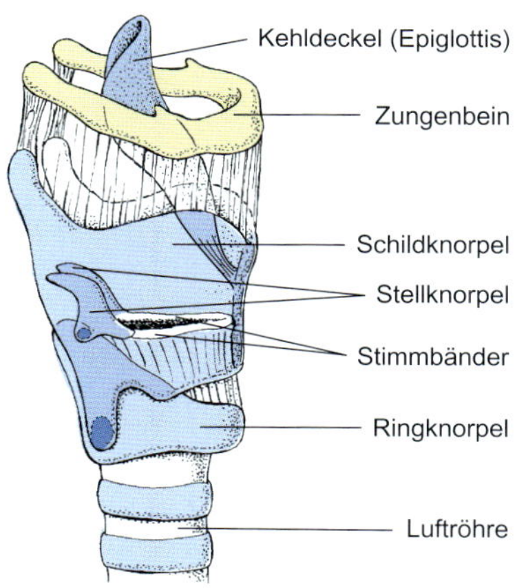

Abb. 15.3 Aufbau des Kehlkopfs [L190]

15.4 Pseudokrupp

Definition und Erklärungen

Der Pseudokrupp ist eine akute Einengung der Atemwege unterhalb des Kehldeckels (subglottische Laryngotracheitis), die zu einem Krupp-ähnlichen Krankheitsbild führt.

Betroffen sind besonders Säuglinge/Kleinkinder im Alter von 0–3 Jahren, die die Atemnot dann typischerweise nach Mitternacht bekommen. Gehäuftes Auftreten in den Herbst- und Wintermonaten.

Ursachen:
- Virale Infektion
- Allergie/Hyperreagibilität der Atemwege?
- Nächtliches Auftreten der Symptome aufgrund des physiologischen nächtlichen Abfalls der Kortikosteroide

DD: Diphterie (echter Krupp), Epiglottitis, Fremdkörperaspiration im Kehlkopf

R	• Bellender Husten • Atemnot • Inspiratorischer Stridor • Einziehungen • Speichel fließt nicht aus dem Mund Obwohl es anders aussieht, ist die Erkrankung in der Regel harmlos.
E	Emergency Call (Notruf), wenn sich Husten und Atemnot durch Erstmaßnahmen nicht verbessern
S	Stabile Vitalfunktionen? Falls nicht: CPR
C	Oberkörperhochlagerung aufgrund der Atemnot
U	Kontrolle der Vitalfunktionen
E	• Beruhigung von Eltern und Kind (durch die Eltern) • Erhöhung der Luftfeuchtigkeit im Raum, z. B. warmes Wasser in Badewanne oder Dusche laufen lassen und das Kind davor setzen • Kortikosteroid-Zäpfchen, falls vom Arzt verschrieben und vorhanden • Gegebenenfalls Sauerstoffzufuhr

KAPITEL

16 Geriatrische Notfälle

16.1 Spezielle geriatrische Probleme

16.1.1 Multimorbidität und Polymedikation

Mit zunehmendem Alter steigt auch die Zahl der Beschwerden, Gesundheitsstörungen und chronischen Erkrankungen. Bei multimorbiden Patienten finden sich Kombinationen verschiedenster Krankheiten, z. B.

- Diabetes mellitus
- Herzinsuffizienz
- Hypertonie
- COPD
- Niereninsuffizienz und Gelenkarthrose

Solche Patienten werden oft mit mehr als drei Medikamenten dauertherapiert. Dies wirft unterschiedliche Probleme auf. Zum einen ist zu beachten, dass Medikamente in höherem Alter anders wirken können als in jungen Jahren:

- *Pharmakokinetik:* Nachlassende Herzleistung führt zu einer langsameren Aufnahme und Verteilung der Substanzen, einem stark verlangsamten Abbau in der Leber und verminderter Ausscheidung über die Nieren. Die Folge ist eine Kumulation der Wirkstoffe, sodass es zur Überdosierung kommen kann.
- *Pharmakodynamik* (Wirkungsmechanismus): Die Empfindlichkeit auf ein Arzneimittel kann erhöht oder vermindert sein. So kann z. B. bei einer erhöhten Empfindlichkeit auf Benzodiazepine eine stärkere oder längere Sedierung (Hangover) beobachtet werden.

Zum anderen führen Vergesslichkeit, Eigensinn und nachlassende Sehkraft oft zu Einnahmefehlern durch Verwechslung oder Fehldosierung.

Nicht selten werden auch mehrere Ärzte gleichzeitig konsultiert, die sich hinsichtlich der Medikation nicht untereinander absprechen. Dies kann zu ungünstigen Wechselwirkungen führen. Die häufigsten unerwünschten Arzneimittelwirkungen bei älteren Menschen sind in ➤ Tab. 16.1 zusammengestellt.

Tab. 16.1 Unerwünschte Arzneimittelwirkungen bei älteren Menschen.

Wirkungsweise	Symptome
Anticholinerg (Hemmung v. Neurotransmittern)	• Mundtrockenheit • Obstipation • Harnretention
Zentralnervös	• Verwirrtheit/Delir • Schlaflosigkeit • Sedierung • Motorische Störungen
Kardiovaskulär	• Blutdruckabfall • Tachykardie • Herzrhythmusstörungen • Orthostatische Dysregulation

16.1.2 Kognitive Beeinträchtigungen

Neben der reduzierten Leistung von Herz, Nieren und Leber stellt sich bei alten Menschen häufig auch ein organisch bedingter Verlust der geistigen Fähigkeiten ein. Gedächtnis-, Denk- und Wahrnehmungsstörungen mit Desorientiertheit (zeitlich, örtlich, situativ und zur eigenen Person) sind Zeichen einer Demenz (➤ Tab. 16.2).

Die reine Alzheimer-Demenz mit unklarer Ursache trifft auf etwa die Hälfte der Demenzerkrankten zu. Den übrigen Demenzen liegen vaskuläre und neurologische Erkrankungen zugrunde.

Tab. 16.2 Symptome einer Dememz.

Kognitive Störungen	Befinden	Verhalten
• Konzentrationsstörungen • Desorientierung (zeitlich, örtlich, situativ oder zur eigenen Person) • Veränderung/Probleme im sprachlichen Ausdruck • Gedächtnisstörung	• Stimmungsschwankungen • Interessenlosigkeit • Ängste	• Apathie → Rückzug von der Außenwelt • Reizbarkeit → Aggressives Verhalten

Je nach Schweregrad der Demenz sind auch der Umgang und die Kommunikation mit diesen Patienten erschwert. Hier ist es zum einen sehr wichtig und hilfreich, eine gute Fremdanamnese (Angehörige, Pflegekräfte) zu bekommen (Befragung von Angehörigen/Pflegekräften). Darüber hinaus ist im Umgang mit diesen Patienten Folgendes zu beachten:

- Deutlich, langsam und bestimmt sein im Gespräch
- Klare Anweisungen, kurze Sätze
- Bei Bedarf Gesagtes wiederholen und geduldig die Reaktion/Antwort abwarten
- Blickkontakt halten
- Bei unpassenden Reaktionen/Antworten ggf. validieren (Sich-Einlassen auf die Gedankenwelt des Patienten, auf Ängste eingehen, Verständnis und Wertschätzung zeigen).

16.2 Sturz mit Frakturfolge

Definition und Erklärungen

Bei einer Fraktur (Knochenbruch) kommt es zu einer Kontinuitätsunterbrechung des Knochens, es entstehen mindestens zwei Fragmente. Ältere Menschen sind oft sturzgefährdet aufgrund von Schlafmittelabusus oder Gangunsicherheiten. Da sie zudem häufig an Osteoporose leiden, kommt es dabei häufig zu Oberschenkelhalsfrakturen (➢ Abb. 16.1), Beckenfrakturen, Schambeinfrakturen u. a.

R	• Sichere Frakturzeichen: Extremität abnorm beweglich/verdreht, Krepitation („Knirschen") bei Bewegung, Fehlstellung. • Ein verkürztes und nach außen rotiertes Bein deutet auf eine Oberschenkelhalsfraktur hin, der Patient gibt Schmerzen in der Leiste und bei Druck auf den Trochanter an. • Unsichere Frakturzeichen: Schmerzen, Schwellung, Hämatom, Bewegungseinschränkung
E	Emergency Call (Notruf)
S	Stabile Vitalfunktionen? Falls nicht: CPR
C	• Lagerung nach Befinden und Ausmaß der Verletzung, bei Fraktur betroffene Extremität ruhigstellen • Schocklagerung bei Kreislaufinstabilität
U	• Fortlaufende Vitalzeichen- und Vigilanzkontrolle
E	• Beruhigung des Patienten (validierende Kommunikation, ➢ Kap. 16.1.2) • Venösen Zugang schaffen, Infusionstherapie • DMS-Prüfung (Durchblutung, Motorik, Sensibilität) im Seitenvergleich • Offene Brüche steril abdecken, Druckverband bei starker Blutung • Kühlung

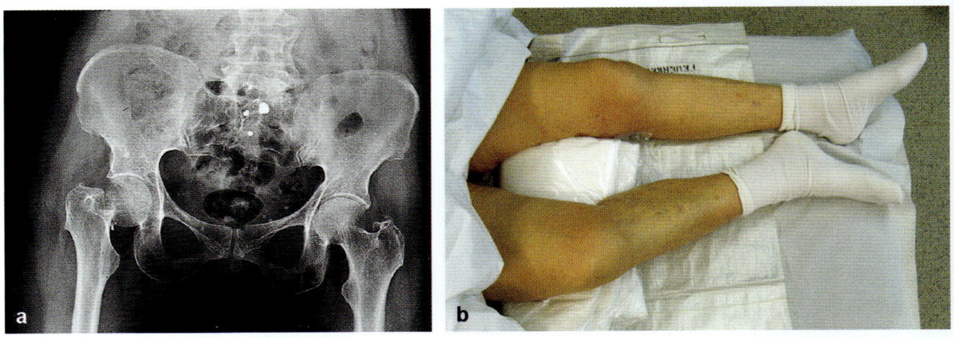

Abb. 16.1 Oberschenkelhalsfraktur
a) Mediale Schenkelhalsfraktur rechts mit typischer Dislokation [R234]
b) Klinisches Bild: Das rechte Bein ist verkürzt und außenrotiert. [M332]

16.3 Lebensbedrohliche Blutungen

Definition und Erklärungen

Das Sturzrisiko bei älteren Menschen wird zu einer größeren Gefahr, wenn auch Antikoagulanzien eingenommen werden müssen.

Lebensbedrohliche Blutungen unter Antikoagulation nach einem Sturz können sein:

- Intrakranielle Blutungen (➤ Kap. 7.4.1)
- Innere Organblutungen
- Größere äußere Wunden (➤ Kap. 2.2)

R	• Sichtbarer Blutverlust nach außen • evtl. Hämatemisis (z. B. blutendes Ulkus) • Schwere Ateminsuffizienz (z. B. Rippenserienfraktur) • Schmerzen im Bereich des Thorax • Hirndrucksymptome (z. B. intrakranielle Blutung): plötzlich einsetzende Kopfschmerzen, Pupillendifferenz, Stauungspapille, gestörte Lichtreaktion (➤ Kap. 3.1.2) • Übelkeit, Erbrechen, Bradykardie, Hypertonie, Kreislaufversagen, Atemstörungen • schnell einsetzende Schocksymptomatik (bei sonstigen inneren Blutungen): Tachykardie, Blutdruckabfall • Bauchschmerzen • Vigilanzstörung bis zur Bewusstlosigkeit
E	Emergency Call (Notruf)
S	Stabile Vitalfunktionen? Falls nicht: CPR
C	Bei Bewusstlosigkeit stabile Seitenlage
U	Fortlaufende Vitalzeichen- und Vigilanzkontrolle
E	• Beruhigung des Patienten (sofern noch bei Bewusstsein) • Venösen Zugang schaffen, Infusionstherapie • Offene Wunden steril verbinden, Druckverband bei starker Blutung (➤ Kap. 2.2)

16.4 Exsikkose

Definition und Erklärungen

Eine Exsikkose ist ein Mangel an Körperflüssigkeit, der durch ein Missverhältnis zwischen Wasserabgabe und Wasseraufnahme entsteht.

Ursachen

- Ältere Menschen sind besonders gefährdet, weil sie generell weniger trinken, als sie sollten: Das Durstempfinden geht im Alter stark zurück. Hinzu kommen die Befürchtung, zu oft zum WC gehen zu müssen (v. a. Patienten, die dabei auf Hilfe angewiesen sind), oder Schamgefühle aufgrund einer Inkontinenz.
- Die im höheren Alter häufige Hypertonie wird oft mit Diuretika behandelt. Bei mangelnder Flüssigkeitsaufnahme führt dies sehr schnell in eine Dehydratation mit Elektrolytverschiebung, insbesondere bei warmem Wetter.
- Auch demente Patienten sind stark gefährdet zu dehydrieren, weil sie das Trinken einfach „vergessen". Die oft schon bestehende Verwirrtheit wird somit noch verstärkt und kann bis in die Somnolenz bzw. ins Delir führen.

R	• Symptome einer **Dehydratation:** • Allgemeine Schwäche • Bewusstseinseintrübung, später Schocksymptome (hypovolämischer Schock, ➤ Kap. 5.4) • Trockene, rissige Zunge mit borkigen Belägen • Verminderter Hautturgor (stehende Hautfalten) • Stark konzentrierter Urin von geringer Menge • Schneller Puls bei niedrigem Blutdruck • Kollabierte Halsvenen
E	Emergency Call (Notruf)
S	Stabile Vitalfunktionen? Falls nicht: CPR
C	Schocklage bei Schocksymptomen, bei Bewusstlosigkeit stabile Seitenlage
U	Ständige Kontrolle der Vitalfunktionen
E	• Patienten warm halten • Orale Flüssigkeitszufuhr, sofern bei Bewusstsein • Zugang legen, Volumengabe (NaCl-Lösung)

16.5 Verwirrtheitszustand/Delir

Definition und Erklärungen

Verwirrtheitszustände sind bei älteren Menschen häufig anzutreffen. Die häufigste Ursache ist eine Exsikkose (➤ Kap. 16.4). Verwirrtheit kann aber auch als unerwünschte Arzneimittelwirkung auftreten (➤ Kap. 16.1.1) oder als Folge körperlicher Erkrankungen (zerebrale Durchblutungsstörungen, Nierenversagen/Urämie, Obstipation, Hypoglykämie, Apoplex).

DD: Delir

Delir: akutes, reversibles, organisches Psychosyndrom

Gerade beim älteren Menschen können Delirien auftreten. Die häufigsten Ursachen sind:

- Dehydratation/Exsikkose (bei geringer Trinkmenge + Diuretikagabe)
- Elektrolytentgleisungen
- Infektionen (z. B. Harnwegsinfekte, Pneumonien usw.)
- Medikamentenentzug (z. B. Opioide)

R	• **Symptome bei Delir** • Psychiatrische/neurologische Symptome: – Halluzinationen, Illusionen (v. a. optische Halluzinationen, z. B. krabbelnde Kleintiere) – Desorientierung (situativ, zeitlich, örtlich, zur eigenen Person) – Psychomotorische Unruhe, Tremor, nestelnde Bewegungen – Angst und Gereiztheit (auch abwechselnd) – Denkstörungen • Vegetative Symptome: – Tachykardie, Bradykardie – Hypertonie, Hypotonie – Fieber, Schwitzen • Schlafstörungen
E	Emergency Call (Notruf)
S	Stabile Vitalfunktionen? Falls nicht: CPR
C	Schocklagerung
U	Beobachtung des Kranken ist wichtig aufgrund von: • Komplikationen wie Somnolenz, Sopor bis zum Koma • Kurzschlusshandlungen • Zusammenbruch des vegetativen Nervensystems → Herz-Kreislauf-Stillstand
E	• Selbstsicher und bestimmt, jedoch nicht belehrend • Vertrauen erweckend und verständnisvoll, validierend • Zugang legen und Volumengabe!!

16

KAPITEL

17 Psychiatrische Notfälle

17.1 Pathomechanismus der Depression

Eine Depression ist per se kein Notfall, jedoch kann sie bei auftretender Suizidalität jederzeit zum Notfall werden. Deshalb soll an dieser Stelle auf die Depression näher eingegangen werden.

Definition und Erklärungen

Einer Depression liegen körperliche (z. B. erbliche Belastung), soziale (z. B. Konflikte) und/oder psychische Ursachen (z. B. depressogene Denkmuster) zugrunde. Sämtliche Ursachen, die von Patient zu Patient sehr unterschiedlich ausgeprägt sein können, führen zu einer Imbalance von Neurotransmittern und endokrinen Regelkreisen (z. B. Hyperkortisolismus). Solche Imbalancen fördern depressogene Denk- und Fühlmuster, die dann in Form eines Circulus vitiosus auf die Imbalance verstärkend zurückwirken (➤ Abb. 17.1).

Symptome

Man unterscheidet:

- Hauptsymptome: Depressive Stimmung, Interessenverlust, Energieverlust
- Nebensymptome: Konzentrationsstörungen, vermindertes Selbstwertgefühl, Schuldgefühle, Schlafstörungen, Zukunftsängste, Appetitverlust, Suizidalität

Gemäß ICD-10 müssen über zwei Wochen mindestens zwei Haupt- und vier Nebensymptome vorliegen, um von einer Depression zu sprechen.

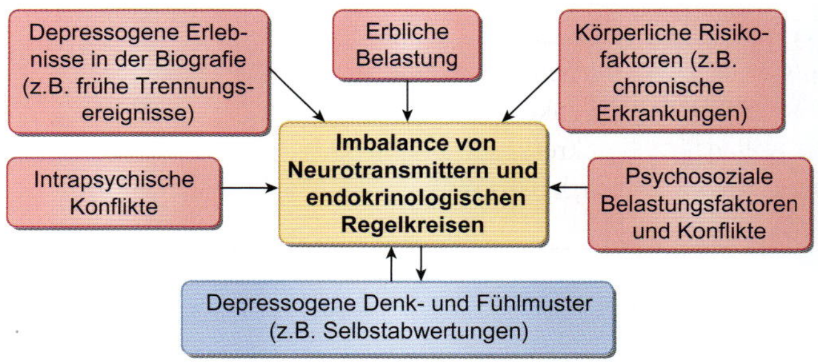

Abb. 17.1 Pathomechanismus der Depression [L157]

17.2 Akute Suizidalität

Definition und Erklärungen

Hegt ein Mensch Suizidgedanken oder unternimmt er gar einen Suizidversuch, so spricht man von Suizidalität. Ihr liegen häufig psychiatrische Erkrankungen (v. a. Depression und Psychosen), Krisensituationen (z. B. Tod einer nahestehenden Person) zugrunde. Die Suizidalität lässt sich in verschiedene Phasen einteilen (Entwicklungsphasen nach Pöldinger, ➤ Tab. 17.1, Präsuizidales Syndrom nach Ringel, ➤ Abb. 17.2).

Tab. 17.1 Entwicklungsphasen der Suizidalität nach Pöldinger. [G003-1]

Erwägungsphase	Ambivalenzphase	Entschlussphase
Patient zieht sich zurück	Patient ist ambivalent und ruft über Suizidankündigungen nach Hilfe	„Ruhe vor dem Sturm" unmittelbar vor der Suizidhandlung

R	Die Abschätzung der Suizidalität kann auf folgenden Punkten basieren: 1. Vorhandene Risiken, z. B. akute Krise, psychiatrische Erkrankung, frühere Suizidversuche 2. Phasenverläufe z. B. nach Pöldinger (➤ Tab. 17.1) 3. Präsuizidales Syndrom (Einengung, Aggressionsumkehr, Suizidphantasien)
E	Kontakt/Anlaufstellen bei Suizidalität: • Ordnungsamt oder Polizei • Sozialpsychiatrischer Dienst • Notrufzentrale
S	Stabile Vitalfunktionen sind vorhanden
C	Entfällt
U	Beobachtung des Patienten wichtig, da immer die Gefahr von Kurzschlusshandlungen besteht
E	• Aktives Zuhören und Empathie als Basis, Kommunikationsklima von Transparenz, Wertschätzung und Schutz schaffen. • Bei geringstem Verdacht auf Suizidalität diese direkt ansprechen, z. B.: – Wollen Sie sich das Leben nehmen? – Haben Sie an Suizid denken müssen, ohne es bewusst zu wollen? – Wie wollen Sie es konkret machen? • Verständnisvoll, aber auch bestimmt darauf hinweisen, dass ein Klinikaufenthalt aktuell nötig ist.

Cave

In den allermeisten Fällen kündigt der Patient seine Suizidabsicht an. Diese ist immer ernst zu nehmen.

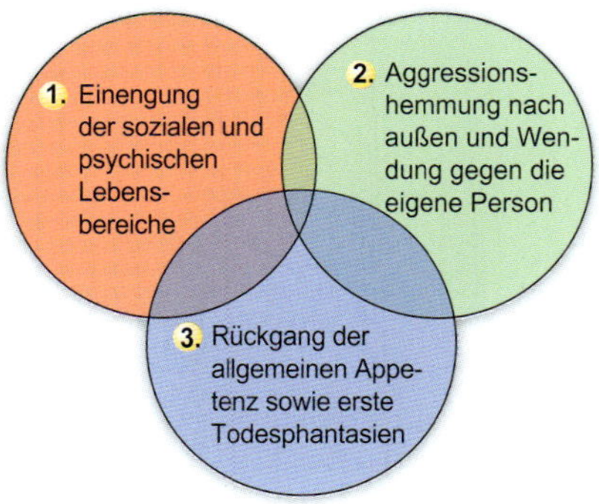

Abb. 17.2 Präsuizidales Syndrom nach Ringel: die drei Komponenten, die einer Suizidhandlung vorausgehen [L141]

17.3 Psychose

Definition und Erklärungen

Eine Psychose ist eine zeitweilige, jedoch schwerwiegende psychische Störung, die mit einem Verlust des Realitätsbezugs und der Realitätskontrolle einhergeht. Außenreize werden inadäquat wahrgenommen und verarbeitet. Es kommt zu extremen Gefühlen beim Betroffenen, die sich in Kurzschlusshandlungen entladen können.

Ursachen:

- Psychiatrische Erkrankungen (z. B. Psychosen des schizophrenen Formenkreises, affektive Psychosen)
- Körperliche Erkrankungen (z. B. Hirntumor, Demenz)
- Medikamente (Präparatewechsel, Dosierungsfehler, Absetzversuch), Drogen
- Ohne erkennbaren Anlass

Symptome:

- Psychomotorische Unruhe
- Aggressionshandlungen gegen sich selbst (Suizidalität) und andere (auch engste Familienmitglieder können betroffen sein)
- Schwere Selbstverstümmelungshandlungen (z. B. Kastrations- und Amputationshandlungen)
- Vegetative Symptome
- Extreme Gefühlsäußerungen wie Weinen, Schreien und Lachen (auch abwechselnd)
- Halluzinationen und Ich-Störungen
- Erhöhte Vigilanz

R	• Symptome wie vor beschrieben • Fragen werden entweder gar nicht oder inadäquat beantwortet • Körperliche Untersuchung wegen Abwehr oft unmöglich • Gegebenenfalls fremdanamnestische Informationen zur Ursache der Psychose einholen
E	Emergency Call (Notruf, sozialpsychiatrischer Dienst): Ein Patient in einem psychotischen Erregungszustand kann eine Gefahr für sich selbst und andere darstellen.
S	Vitalfunktionen sind vorhanden. Bei körperlich begründbarer Ursache der Psychose können diese aber auch versagen → CPR
C	Versuch, Patient in eine bestimmte Lagerung zu bringen, ist weder sinnvoll noch möglich
U	• Beobachtung des Patienten wichtig, da Gefahr der Kurzschlusshandlung • Beeinträchtigung des vegetativen Nervensystems möglich → Herz-Kreislauf-Stillstand → ständige Kontrolle der Vitalfunktionen
E	Richtiges Auftreten des Ersthelfers bei psychotisch erregten Patienten: • Selbstsicher und bestimmt, jedoch nicht belehrend • Vertrauen erweckend und verständnisvoll, jedoch nicht verharmlosend

17.4 Drogenentzug/Horrortrip

Definition und Erklärungen

Beim Entzug eines Suchtmittels tritt typischerweise ein Komplex an Symptomen auf. Dieser Komplex wird als Entzugssyndrom oder Drogenentzug bezeichnet.

Symptome:

- Stärkste Schmerzen (Kopf, Glieder)
- Schweißausbrüche
- Hitze- und Kältegefühl (auch im Wechsel)
- Tremor
- Epilepsie (tonisch-klonische Krämpfe, ➤ Kap. 6.2.7)
- Gastrointestinale Symptome (z. B. Erbrechen)
- Blutdruckschwankungen
- Psychiatrische Symptome: Angst, Depression, Suizidalität, Schlafstörungen, Unruhe bis hin zur Psychose

Die Art des Suchtmittels sowie die Individualität des Patienten bestimmen die Symptomdominanz:

- Heroinentzug: Körperliche Symptome (auch weil Heroinsucht häufig mit Medikamentensucht kombiniert ist)
- Barbiturat- und Alkoholentzug: Psychosen, Epilepsien (Entzugsdelir)
- Amphetaminentzug: Suizidalität
- Unter einem Horrortrip wird ein heftig angstvolles und bedrohliches Erleben des Patienten verstanden. Dieses ist die Folge von negativen Halluzinationen, die typischerweise nach Einnahme von LSD entstehen können → Gefahr der Suizidalität (➤ Kap. 17.2)

R	Anamnese, Fremdanamnese und Beachtung der typischen Symptome erlauben eine richtige Einschätzung der Situation.
E	Emergency Call (Notruf), Patient im Entzug muss in einer psychiatrischen Klinik „entgiftet" werden.
S	Stabile Vitalfunktionen sind in der Regel vorhanden
C	Versuch, Patient in eine bestimmte Lagerung zu bringen, ist weder sinnvoll noch möglich
U	• Beobachtung des Patienten wichtig, da Gefahr der Kurzschlusshandlung • Beeinträchtigung des vegetativen Nervensystems möglich → Herz-Kreislauf-Stillstand → ständige Kontrolle der Vitalfunktionen
E	Richtiges Auftreten des Ersthelfers bei psychotisch erregten Patienten: • Selbstsicher und bestimmt, jedoch nicht belehrend • Vertrauen erweckend und verständnisvoll, jedoch nicht verharmlosend

17.5 Delirium tremens/Alkoholdelir

Definition und Erklärungen

Unter einem Delirium tremens wird eine akute organische Psychose verstanden, die im Rahmen einer Alkoholkrankheit vorkommt.

Zeitpunkt des Auftretens:

- Meist wenn Alkohol entzogen wird (Entzüge passieren häufig unfreiwillig im Rahmen von Krankenhaus- oder Kuraufenthalt)
- Seltener nach Alkoholexzess

Symptome des Alkoholdelirs

- Psychiatrische/neurologische Symptome:
  - Halluzinationen, Illusionen (v. a. optische Halluzinationen, z. B. krabbelnde Kleintiere)
  - Desorientierung (situativ, zeitlich, örtlich)
  - Psychomotorische Unruhe, Tremor
  - Hohe Suggestibilität (Fadentest: gibt man dem Patienten einen fiktiven Faden, so spielt er damit)
  - Angst und Gereiztheit (auch abwechselnd)
  - Denkstörungen
  - Epileptische Anfälle
- Vegetative Symptome:
  - Tachykardie, Bradykardie
  - Hypertonie, Hypotonie
  - Fieber, Schwitzen
  - Schlafstörungen

R	• Typische Kombination aus psychiatrischen, vegetativen und neurologischen Symptomen, wie vor beschrieben • „Fadentest" zur Feststellung der erhöhten Suggestibilität sowie Orientierungsprüfung hilfreich • Weiterhin können auffallen: – Typische Leberhautzeichen, wie z. B. Spider-Naevi – Indizien für Alkoholmissbrauch, wie z. B. herumliegende Flaschen
E	Emergency Call (Notruf)
S	Stabile Vitalfunktionen? Falls nicht: CPR
C	Versuch, Patienten in eine bestimmte Lagerung zu bringen, ist weder sinnvoll noch möglich
U	Beobachtung des Kranken ist wichtig aufgrund von: • Kurzschlusshandlungen • Krämpfen (Verletzungsgefahr) • Zusammenbruch des vegetativen Nervensystems → Herz-Kreislauf-Stillstand
E	Richtiges Auftreten des Ersthelfers bei erregten Patienten: • Selbstsicher und bestimmt, jedoch nicht belehrend • Vertrauen erweckend und verständnisvoll, jedoch nicht verharmlosend

KAPITEL

18 Notfälle in der Schwangerschaft

18.1 Abort

Definition und Erklärungen

Beim Abort handelt es sich um ein Abstoßen oder Absterben des Embryos/Fetus, es fehlen jegliche Lebenszeichen. Es werden Frühaborte (bis 16. SSW) von Spätaborte (nach 16. SSW) unterschieden. Aborte sind mit 10–20 % die häufigsten Komplikationen während der Schwangerschaft. Eine Standardmaßnahme ist die Lagerung nach Fritsch (➤ Abb. 18.1).

R	Es werden unterschieden: • Abortus imminens (drohende Fehlgeburt): leichte Blutung, evtl. leichte Wehen • Abortus incipiens (beginnende Fehlgeburt): stärkere Blutung, Wehen • Abortus incompletus (unvollständige Fehlgeburt): Schwangerschaft nicht intakt, Embryo teilweise abgegangen, starke Blutung, Wehen • Abortus completus (vollständige Fehlgeburt): Embryo komplett abgegangen, keine Blutung, eher etwas blutiger Fluor, keine Wehen • Missed abortion (Frucht nicht abgestoßen): keine Blutung, keine Wehen, in der Sonografie abgestorbener Embryo • Bei starker Blutung Schocksymptome
E	Emergency Call (Notruf)
S	Stabile Vitalfunktionen? Falls nicht: CPR
C	Lagerung nach Fritsch (➤ Abb. 18.1)
U	• Engmaschige Überwachung der Patientin • Gegebenenfalls Kontrolle Mutterpass
E	• Patientin beruhigen • Venösen Zugang schaffen, Volumengabe (NaCl-Lösung)

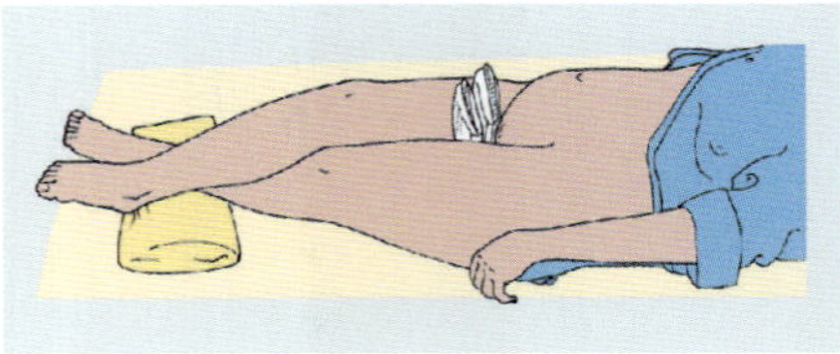

Abb. 18.1 Lagerung nach Fritsch. Die Beine sind gestreckt, die Unterschenkel übereinandergeschlagen. Eine saugstarke Vorlage liegt vor der Vulva. Auf diese Weise sammelt sich das Blut in dem Dreieck zwischen Vulva und Oberschenkel. Eine abnorm starke Blutung kann dadurch sofort erkannt werden. [L215]

18.2 Drohende Frühgeburt

Definition und Erklärungen

Eine Geburt, die zwischen der 25. und 38. SSW stattfindet, wird als Frühgeburt bezeichnet. Ursachen hierfür sind z. B. Fehlbildungen des Uterus, Insuffizienz des Muttermundes, Plazentainsuffizienz, Myome, Mehrlingsschwangerschaft, frühere Früh- oder Fehlgeburten, bzw. genitale oder Allgemeininfektionen der Mutter.

R	Hinweise auf eine drohende Frühgeburt sind: • Evtl. vorzeitige Wehen • Vorzeitiger Blasensprung mit Abgang von Fruchtwasser
E	Emergency Call (Notruf)
S	Stabile Vitalfunktionen? Falls nicht: CPR
C	Flachlagerung, bei drohender Notgeburt Lagerung mit erhöhtem Oberkörper (➤ Abb. 18.2)
U	• Engmaschige Überwachung der Patientin • Gegebenenfalls Kontrolle Mutterpass
E	• Patientin beruhigen • Venösen Zugang schaffen • Wenn die Geburt nicht mehr aufzuhalten ist, Unterstützung des Geburtsvorgangs

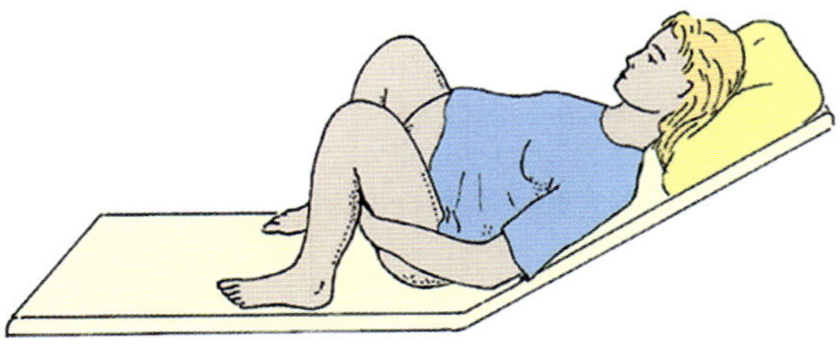

Abb. 18.2 Lagerung bei einer Notgeburt. Der Oberkörper soll erhöht sein. Am besten umfasst die Frau mit den Armen ihre Oberschenkel und zieht sie beim Pressen zu sich heran. Dadurch kann der Druck im Geburtskanal gesteigert werden. [L190]

18

18.3 Vena-cava-Kompressionssyndrom

Definition und Erklärungen

Das Vena-cava-Kompressionssyndrom entsteht durch Druck des Uterus auf die Vena cava.

Pathophysiologie:

Uterusdruck auf V. cava inferior → Blockade des venösen Rückflusses zum Herzen → Abnahme der diastolischen Füllung → Abnahme des HMV → Blutdruckabfall bis Schock

Betroffen sind meist Schwangere, die sich im dritten Trimenon befinden. Der Uterus hat dann eine Größe erreicht, die nicht nur bei alltäglichen Verrichtungen, sondern auch im Liegen Probleme bereiten kann. Besonders in Rückenlage kann das Vena-cava-Kompressionssyndrom entstehen.

R	Es zeigen sich Symptome der Hypotonie wie: • Schwindel • Blässe • Dyspnoe • Synkope • In schwereren Fällen kommt es zum Schock mit den typischen Schocksymptomen.
E	Emergency Call (Notruf), falls entsprechende Sofortmaßnahmen nicht greifen und Schocksymptome auftreten
S	Stabile Vitalfunktionen? Falls nicht: CPR
C	Lagerung sofort auf die linke Körperseite. Wird die Schwangere bei Auftreten der ersten Symptome auf die linke Seite gelagert, bilden sich die Beschwerden in der Regel sofort zurück.
U	• Engmaschige Überwachung der Patientin • Gegebenenfalls Kontrolle Mutterpass
E	• Patientin beruhigen • Venösen Zugang schaffen, Volumengabe (NaCl-Lösung) • Die Schwangere sollte auch bei Besserung der Symptome eine ärztliche Behandlung in Anspruch nehmen, um u. a. sicherzustellen, dass das Kind nicht geschädigt wurde.

18.4 Gestosen

Definition und Erklärungen

In der Schwangerschaft kann es zu schwangerschaftsbedingten Erkrankungen kommen, die in ihrer Ätiologie unklar sind. Diese werden als Gestosen bezeichnet. Ihr Auftreten ist an die Schwangerschaft gebunden, jedoch können sie auch noch einige Wochen nach erfolgter Entbindung auftreten.

Es werden Frühgestosen (1. Trimenon) und Spätgestosen (3. Trimenon) unterschieden. An dieser Stelle werden nur die Spätgestosen beschrieben, wobei diese ineinander übergehen können.

1. Schwangerschaftsinduzierte Hypertonie (SIH): Der erhöhte arterielle Blutdruck entsteht in der Regel bei erstgebärenden Frauen und beginnt typischerweise nach der 20. SSW. Einige Wochen nach der Schwangerschaft verschwindet er dann wieder.
2. Präeklampsie (früher EPH-Getose): Hier treten zusätzlich zur Hypertonie auch Ödeme und Proteinurie auf.
3. Eklampsie: Zusätzlich zu den Symptomen der Präeklampsie entstehen hier tonisch-klonische Krämpfe mit Bewusstlosigkeit.

Das folgende RESCUE-System gilt nur für die Eklampsie, da nur diese ein Notfall darstellt.

18.4.1 Eklampsie

R	• Hypertonie > 140/90 mmHg • Proteinurie • Generalisierte Ödeme • Krampfanfall
E	Emergency Call (Notruf)
S	Stabile Vitalfunktionen? Falls nicht: CPR
C	Lagerung nach Befinden der Schwangeren, bei Bewusstlosigkeit stabile Seitenlage
U	• Engmaschige Überwachung der Patientin • Gegebenenfalls Kontrolle Mutterpass
E	• Während eines Krampfanfalls die Schwangere vor Verletzungen schützen, danach Untersuchung auf Verletzungen • Zugang legen (kein Volumen, da Hypertonie und Ödeme vorhanden sind)

18.4.2 HELPP-Syndrom

Definition und Erklärungen

HELLP steht für **H**ämolyse, **e**rhöhte **L**eberwerte, **L**ow **P**latelets (Thrombozytopenie).

Das HELLP-Syndrom ist eine besonders schwerwiegende Variante der Präeklampsie, die sowohl für Mutter als auch für Kind potenziell tödlich sein kann. Im Vordergrund stehen hier neben der gewöhnlichen Präeklampsie-Symptomatik eine massive Störung und Vergrößerung der Leber, die zu Schmerzen im rechten Oberbauch führt (Leberkapselspannung). Es droht eine Ruptur der Leber, die in vielen Fällen zum Tode führt.

Im Rahmen des Krankheitsbildes kann es neben der Leberruptur zu weiteren schwerwiegenden Komplikationen kommen:
- Nierenversagen
- Unstillbare Blutungen
- Multiorganversagen
- Vorzeitige Plazentaablösung
- Lungenembolie
- Lungenödem

R	• Bestehende Präeklampsie mit entsprechenden Symptomen (z. B. Hypertonie) • Das HELLP-Syndrom kann sich innerhalb von Stunden entwickeln! • Vergrößerte Leber mit Schmerzen im rechten Oberbauch • Neurologische Symptome wie Kopfschmerzen und Sehstörungen (DD drohende Eklampsie!) • Vegetative, unspezifische Symptome wie Ü/E und Durchfall • Evtl. starke Blutungen bei Ablösung der Plazenta • Volumenmangelschock (➤ Kap. 5.4) bei starker Blutung
E	Emergency Call (Notruf)
S	Stabile Vitalfunktionen? Falls nicht: CPR
C	Lagerung nach Befinden der Schwangeren, bei vaginalen Blutungen Lagerung nach Fritsch (➤ Abb. 18.1), bei Bewusstlosigkeit stabile Seitenlage
U	• Engmaschige Überwachung der Patientin • Gegebenenfalls Kontrolle Mutterpass
E	• Patientin beruhigen • Venösen Zugang schaffen, jedoch keine Volumengabe (beachte Hypertonie und Ödeme)

KAPITEL

19 Sonstige Notfälle

19.1 Ertrinkungsunfall

Definition und Erklärungen

Beim Ertrinken wird in der Lunge die Atemluft durch Wasser verdrängt. Pathophysiologisch besteht zwar ein Unterschied zwischen dem Ertrinken in Süßwasser oder Salzwasser, für die Rettungsmaßnahme ist dies jedoch unerheblich.

Ursachen eines Ertrinkungsunfalls sind:
- Erschöpfung, Unterkühlung
- Schreck (bei Kleinkindern)
- Fehlende Schwimmkenntnisse
- Suizid
- Alkohol (Strandfeten)
- Trauma (Kopfsprung in flaches Gewässer)

R	• Atemstörung bis Atemstillstand, Zyanose • Bewusstseinsstörung oder Bewusstlosigkeit • Unterkühlung • Tachykardie, später Bradykardie bis Asystolie • Evtl. Krämpfe (Sauerstoffmangel) • Erbrechen von verschlucktem Wasser • Weißlicher bis blutiger Schaum vor Mund und Nase
E	Emergency Call (Notruf), Alarmierung der Wasserrettung veranlassen, Bergung des Opfers aus dem Wasser unter Beachtung des Eigenschutzes
S	Stabile Vitalfunktionen? Falls nicht: CPR
C	Oberkörperhochlagerung, bei Bewusstlosigkeit stabile Seitenlage
U	Fortlaufende Vitalzeichen- und Vigilanzkontrolle
E	• Niemals versuchen, das Wasser aus der Lunge zu pressen • Auf Begleitverletzungen untersuchen • Wärmezufuhr; nasse Kleidung entfernen und Opfer in warme Decken hüllen • Falls möglich: Zugang legen und bei Schocksymptomen Volumengabe (NaCl-Lösung)

19.2 Elektrounfall

Definition und Erklärungen

Bei Stromunfällen kommt es zum Kontakt mit Spannungsquellen. Das Ausmaß der Schädigungen hängt davon ab, ob es sich um einen Unfall durch Niederspannung (Haushaltsstrom, 230 Volt) oder Hochspannung (> 1 000 Volt) handelt. Folge eines Stromunfalls sind Herzrhythmusstörungen bis zum Kammerflimmern und Verbrennungen.

Erste Maßnahme ist es, den Stromkreis zu unterbrechen:

- Bei Haushaltsstrom Gerät abschalten, Stecker ziehen, Sicherung herausnehmen
- Bei Hochspannungsunfall: Sicherheitsabstand von 10 m einhalten, wegen Gefährdung des Helfers durch überspringenden Spannungsbogen. In diesem Fall Rettung nur durch Fachpersonal (Feuerwehr).

R	Hinweise auf einen Stromunfall sind: • Unruhe, Angst • Herzrhythmusstörungen (tachyarrhytmisch bis hin zum Kammerflimmern) • Evtl. Kreislaufstillstand • Bewusstseinsstörungen oder Bewusstlosigkeit • Krämpfe (Betroffener hält Stromquelle evtl. noch fest) • Sichtbare Verbrennungen • Evtl. zusätzliche Verletzungen, z. B. Knochenbrüche durch Sturz
E	Emergency Call (Notruf), Stromkreis unterbrechen (Gerät abschalten, Stecker ziehen, Sicherung herausnehmen)
S	Stabile Vitalfunktionen? Falls nicht: CPR
C	Oberkörper leicht erhöht lagern, sofern evtl. Zusatzverletzungen dies zulassen, bei Bewusstlosigkeit stabile Seitenlage
U	Ständige Kontrolle der Vitalfunktionen, körperliche Untersuchung (weitere Verletzungen?)
E	• Beruhigung des Patienten • Venösen Zugang schaffen, Infusionstherapie (NaCl-Lösung) sofern kein kardiogener Schock • Gegebenenfalls Wunden und Verletzungen versorgen

Cave

Eigenschutz beachten, Rettungsmaßnahmen erst, wenn Stromquelle abgeschaltet ist

19.3 Trommelfellruptur

Definition und Erklärungen

Bei einer Trommelfellruptur entsteht ein Loch im Trommelfell (> Abb. 19.1, > Abb. 19.2), wodurch das Hörvermögen eingeschränkt wird. Sie kann entstehen durch:

- direkte Gewalteinwirkung mit Durchstoßung des Trommelfells,
- indirekte Gewalteinwirkung, z. B. bei Felsenbeinbruch,
- Überdruck, z. B. akustisches Trauma (Explosion), Ohrfeige.

R	Hinweise auf eine Trommelfellruptur sind: • Ohrenschmerzen (leicht bis stark) • plötzliche Hörminderung (Schalleitungsschwerhörigkeit) • Ohrgeräusche • Evtl. Ohrblutung • Evtl. Schwindel, Gleichgewichtsstörungen (bei Störung des Innenohrs)
E	Emergency Call (Notruf)
S	Stabile Vitalfunktionen sind in der Regel vorhanden
C	Lagerung nach Befinden des Patienten
U	Überwachung des Patienten
E	• Patienten beruhigen • Venösen Zugang schaffen, Volumengabe (NaCl-Lösung) • Betroffenes Ohr steril abdecken wegen Infektionsgefahr

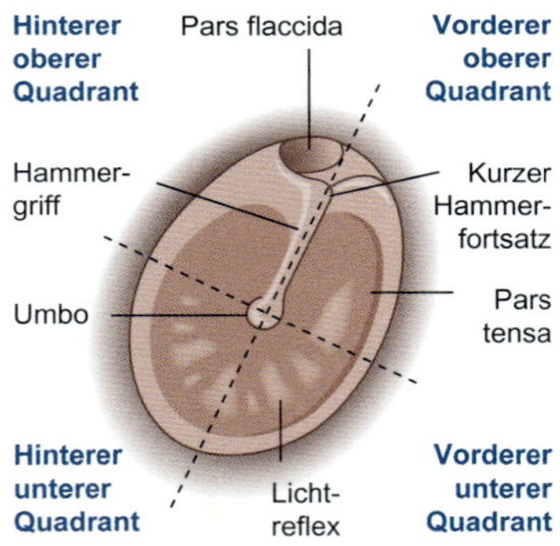

Abb. 19.1 Schemazeichnung eines normalen Trommelfells [L157]

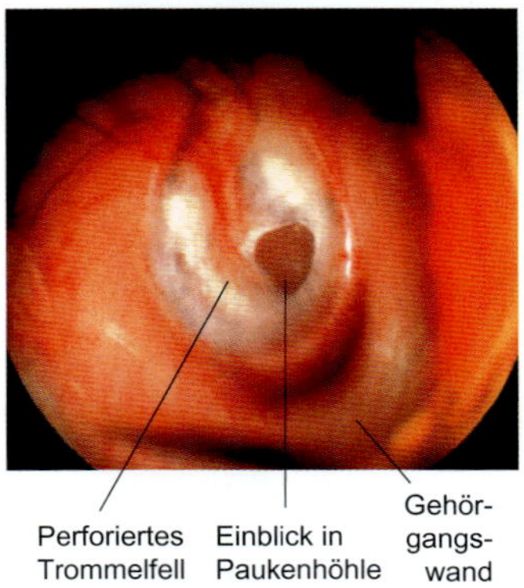

Abb. 19.2 Kleine reizlose Trommelfellperforation in kalknarbig verändertem Trommelfell bei Otitis media chronica [M117]

19

19.4 Netzhautablösung (Ablatio retinae)

Definition und Erklärungen

Bei der Netzhautablösung (➤ Abb. 19.3) löst sich die Netzhaut vom Augenhintergrund ab. Es handelt sich um eine seltene Augenerkrankung, die unbehandelt zur Erblindung führen kann und insofern einen echten augenärztlichen Notfall darstellt.

Als Ursachen kommen in Frage:

- Degeneration im höheren Lebensalter
- Vernarbungsprozesse nach Augenverletzungen und Entzündungen
- Diabetische Retinopathie
- Erkrankungen des Glaskörpers wie z. B. Einblutungen und Tumoren
- Idiopathische Erkrankung

R	Ganz allgemeine äußert sich die Netzhautablösung als verzerrte Sicht mit folgenden Phänomenen: • Lichtblitze • Schwarze Punkte/Flocken (sog. „Rußregen" oder „fliegende Mücken") • Gesichtsfeldausfälle (Die Patienten berichten, dass ein schwarzer Schatten sich langsam ausbreitet, wobei der Beginn des schwarzen Schattens auch den Beginn des Ablösungsprozesses darstellt.)
E	Liegen keine Begleitverletzungen vor, kann der Patient mit einer Begleitperson per Pkw in eine Augenklinik gebracht werden. Rettungswagen ist nicht erforderlich; den Patienten in der Klinik aber bereits ankündigen.
S	Stabile Vitalfunktionen sind erhalten
C	Lagerung nach Befinden des Patienten
U	Beobachtung des Patienten
E	• Patienten beruhigen • Wenn das Auge verletzt ist, Abdecken mit einer sterilen Kompresse

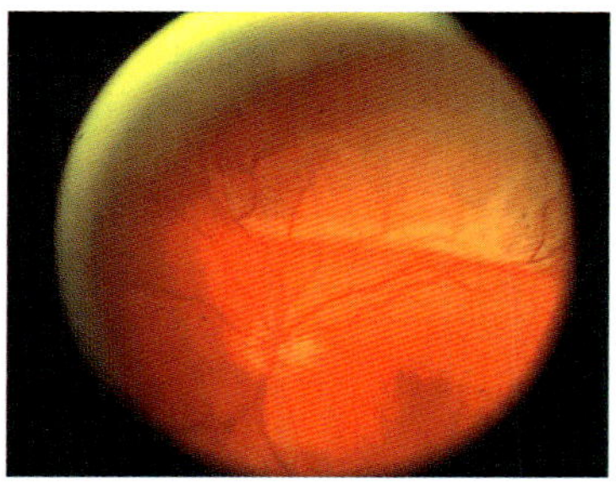

Abb. 19.3 Augenhintergrund bei massiver Netzhautablösung: Nur im Bereich des blinden Flecks haftet die Netzhaut noch dem Untergrund an. [E527]

19.5 Hämaturie

Definition und Erklärungen

Cave

Eine Hämaturie bedarf einer gründlichen diagnostischen Abklärung. Es gilt der Grundsatz, dass jede Hämaturie so lange tumorverdächtig ist, bis das Gegenteil bewiesen ist.

Bei einer Hämaturie kommt es zu einer Ausscheidung von Erythrozyten mit dem Urin. Unterschieden wird:
- Schmerzhafte Hämaturie, z. B. durch Infektionen, Urolithiasis, Ureter- oder Urethraverletzung, Beckenfraktur
- Schmerzlose Hämaturie, z. B. bei Tumor

R	• Blutiger Urin • Evtl. Flankenschmerzen, Schmerzen bei/nach Miktion
E	Emergency Call (Notruf) nur bei extremen Schmerzen bzw. Nierenkolik
S	Stabile Vitalfunktionen? Falls nicht: CPR
C	Lagerung nach Befinden des Patienten
U	Engmaschige Überwachung des Patienten
E	• Patienten beruhigen • Bei extremen Schmerzen: Venösen Zugang schaffen, Volumengabe, bei Nierenkoliken Gabe eines Spasmolytikums (Buscopan®Plus-Zäpfchen).

19.6 Ösophagusvarizenblutung

Definition und Erklärungen

Eine Ösophagusvarizenblutung ist eine Blutung aus erweiterten Speiseröhrenvenen (Speiseröhrenkrampfadern). Diese kommt vor bei einem Pfortaderhochdruck (portale Hypertension), dessen Ursache zumeist eine Leberzirrhose ist.

Da große Mengen Blut erbrochen werden, besteht die Gefahr eines hypovolämischen Schocks.

R	• Typisch: schwallartiges Erbrechen von großen Mengen Blutes (Hämatemesis) • Schocksymptome • Evtl. Leberhautzeichen (z. B. Spider-Naevi) bzw. Zeichen der portalen Hypertension (z. B. Aszites, Caput medusae)
E	Emergency Call (Notruf)
S	Stabile Vitalfunktionen? Falls nicht: CPR
C	Lagerung nach Bewusstseinszustand des Patienten, es besteht die Gefahr der Blutaspiration.
U	Wegen der Gefahr eines Schocks und eintretender Bewusstlosigkeit intensive Überwachung von Blutdruck, Puls und Bewusstseinslage. Wegen Aspirationsgefahr bereits bei Bewusstseinseintrübung stabile Seitenlage.
E	• Patienten beruhigen • Venösen Zugang schaffen sowie schnelle Infusionstherapie mit NaCl-Lösung

Register

Abbildungsnachweis

A400	U. Bazlen, T. Kommerell, N. Menche, A. Schäffler, S. Schmidt, die Graue Reihe und die Reihe Pflege konkret
E525	Pretorious/Solomon, Radiology Secrets, 1. A. 2006, Elsevier Mosby, ISBN: 978-0-323-06794
E526	Feldman/Friedman/Brandt, Sleisenger and Fordtran's Gastrointestinal and Liver Disease: Pathophysiology, Diagnosis, Management, 8. A. 2006, Saunders ISBN: 978-8-131-20968
E527	Chris Brooker, Mosby's Dictionary of Medicine, Nursing and Health Professions, 2010, Elsevier Mosby, ISBN: 978-0-723-43504
F276-002	O'Brien, M; Chandran, H.: The acute scrotum in childhood. Surgery. 2008; 26(7); p. 279-282
G003-1	Pöldinger, W.: Die Abschätzung der Suizidalität, Bern 1968, Verlag Hans Huber
G003-2	Teasdale, G., Jennett, B. (July 1974). Assessment of coma and impaired consciousness: A practical scale. Lancet, 2(78782), 81-84; James, H. E., Trauner, D. A. (1985). The Glasgow Coma Scale. In H. E. James, N. G Anas, R. M. Perkin (Eds), Brain Insults in Infants and Children: Pathophysiology and Management (pp. 179–182). New York, NY: Grune & Stratton.
K183	E. Weimer, Würselen
L106	H. Rintelen, Velbert
L115	R. Dunkel, Berlin
L141	S. Elsberger, Planegg
L157	S. Adler, Lübeck
L190	G. Raichle, Ulm
L215	S. Weinert-Spieß, Neu-Ulm
L241	T. Helfen, München
M104	J. Braun, Hamburg
M117	Prof. Grevers, Starnberg
M123	Prof. Dr. med. Thomas Dirschka, Wuppertal
M234	Prof. Dr. phil. K. Runggaldier, Osnabrück
M235	J. Luxem, Aschaffenburg
M332	Dr. med. A. Ficklscherer, München
M428	Prof. Dr. med. Wolf Mutschler, Campus Innenstadt, Klinik für Allgemeine, Unfall-, Hand- und Plastische Chirurgie, München
M429	Prof. Dr. med. Dietrich Reinhardt, München
M430	Prof. Dr. med. W. Uhl, Bochum
M443	Prof. Dr. med. O. Jansen, Kiel
O535	D. Schüller, Titz
R230	Mir A., Blickdiagnosen, 1. A.. Elsevier 2007
R234	Bruch, H.-P.; Trentz, O.: Berchtold Chirurgie. 6. A. Elsevier Urban & Fischer 2008.
T170	Dr. med. Eduard M. Walthers, Universitätsklinikum Marburg
T212	Gruber G./Hansch A., Kompaktatlas Blickdiagnosen in der Inneren Medizin, 2. A. 2009

Fit für die amtsärztliche Prüfung!

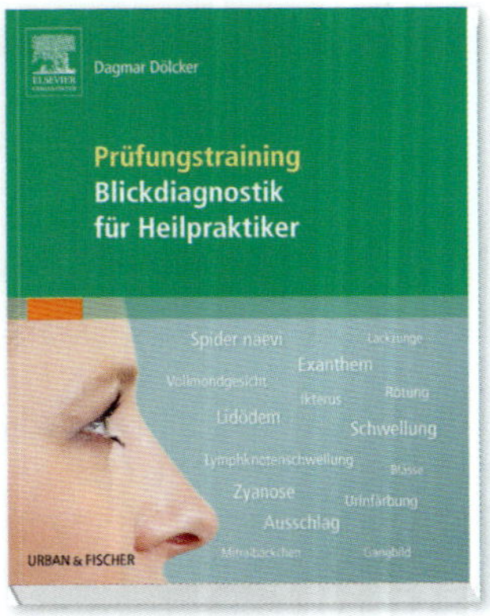

Dölcker, Dagmar

Prüfungstraining Blickdiagnostik für Heilpraktiker

Dieses abbildungsreiche Werk zeigt Ihnen anhand von beispielhaften Abbildungen die typischen Fragen, die in der mündlichen Prüfung vorkommen können.
Pro Krankheitsbild erhalten Sie eine detaillierte Bildbeschreibung, die daraus folgende Verdachtsdiagnose, die möglichen Differenzialdiagnosen sowie die wichtigsten anamnestischen Fragestellungen. Eine kompakte Definition des Krankheitsbilds fasst zusätzlich alles Prüfungsrelevante zusammen.
Prüfungstraining Blickdiagnostik für Heilpraktiker bietet Ihnen:

- Ca. 200 farbige Abbildungen der wichtigsten prüfungsrelevanten Krankheitsbilder, gegliedert nach Körperregionen, aufgebaut nach dem Kopf zu Fuß - Schema
- Zwei gesonderte Kapitel zu Haut- und Infektionskrankheiten, die sich nicht ausschließlich einer Körperregion zuordnen lassen

1. Aufl., 2014. 152 S.,
200 farb. Abb., kart.
ISBN 978-3-437-58735-1

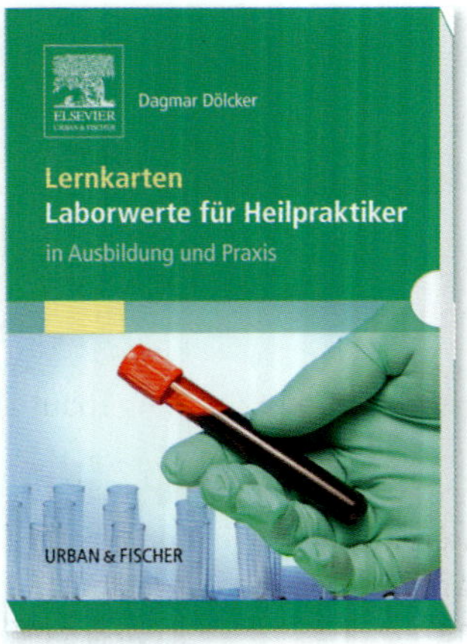

Dölcker, Dagmar

Lernkarten Laborwerte für Heilpraktiker

in Ausbildung und Praxis

Ob in der schriftlichen oder mündlichen Prüfung – um das Thema Laborwerte kommt kein Heilpraktikeranwärter herum.

- 80 für Prüfung und Praxis relevante Laborparameter – geordnet nach Fachgebiet/ Organsystem, Substanzklassen u.s.w.
- Jeder Parameter wird nach der immer gleichen Struktur abgehandelt: Physiologische Bedeutung, Normwert und Abweichung vom Normwert
- Mit zusätzlichen prüfungs- und praxisorientierten Hinweisen, Tipps und Merksätzen
- Karten mit Farbleitsystem zur optimalen Orientierung
- Grafische Kennzeichnung der Prüfungsrelevanz jedes Laborwertes

1. Aufl., 2012. 192 S.,
Schuber/Im Schuber.
ISBN 978-3-437-56305-8

Abonnieren Sie unseren Newsletter unter www.elsevier.de/newsletter

Irrtümer vorbehalten. November 2015

Bestellen Sie in Ihrer Buchhandlung oder unter
www.elsevier.de bzw. bestellung@elsevier.de
Tel. (0 70 71) 93 53 14 / Fax (0 70 71) 93 53 24

Weitere Informationen und Preise finden Sie unter **www.shop.elsevier.de**

Empowering Knowledge
www.elsevier.de

ELSEVIER